医疗保障制度的效率分析

李新平 著

南开大学出版社

天　津

图书在版编目(CIP)数据

医疗保障制度的效率分析 / 李新平著. —天津：
南开大学出版社，2015.7
ISBN 978-7-310-04842-7

Ⅰ.①医… Ⅱ.①李… Ⅲ.①医疗保健制度－效率－
研究 Ⅳ.①R197.1

中国版本图书馆 CIP 数据核字(2015)第 134422 号

南开大学出版社出版发行
出版人：孙克强
地址：天津市南开区卫津路 94 号　　邮政编码：300071
营销部电话：(022)23508339　23500755
营销部传真：(022)23508542　　邮购部电话：(022)23502200

＊

天津午阳印刷有限公司印刷
全国各地新华书店经销

＊

2015 年 7 月第 1 版　　2015 年 7 月第 1 次印刷
210×148 毫米　32 开本　7 印张　198 千字
定价：28.00 元

如遇图书印装质量问题，请与本社营销部联系调换，电话：(022)23507125

前　言

　　尽管健康作为一项基本人权，早已被视为世界性重要的社会目标之一，但人的一生仍无可避免地要面临疾病、失能、伤残和死亡的风险。因此，世界主要国家几乎都建立了医疗保障制度来保障人们的基本健康权利，人们也希望藉此获得相应的医疗服务和卫生安全。

　　世界卫生组织 2010 年报告称全球医疗保障制度在运行过程中面临着医疗资源浪费和使用效率低下等问题，"看病贵，看病难"仍是世界性难题之一，尤其是在世界主要国家几乎都面临着的医疗费用上涨过快、人口老龄化程度加速、疾病谱由传染性疾病向慢性病转变、医疗技术迅速发展、公民医疗保障期望提高等问题的背景下，医疗保障制度正面临着医疗资源有限和医疗服务需求多样性日益增长的挑战。在现有医疗技术人员、医疗服务设施和医疗资金的前提下，提高医疗保障制度的效率被视为解决这些问题的办法之一。因此，本书将医疗保障制度的效率作为研究对象，具有较强的理论和现实意义。

　　以往的医疗保障研究大多从社会学和人口学角度出发，集中于对医疗服务的可及性和公平性的改善与管理等方面，对医疗保障的效率尤其是制度的经济效率的研究较少。本书应用主流经济学的研究方法，从人力资源、社会公平、公共产品及其效率的视角，规范地分析了医疗保障制度效率的理论，从而为医疗保障制度与效率及其医疗保险制度自身效率的研究提供有益的探索。此外，以往对医疗保障制度效率研究主要对单个样本或者多个样本运用单一方法测算效率值大小并进行历史比较或样本间差异比较，不能有效地解释医疗保障制度模式之间的效率差异。本书则注重运用不同研究方法来分析医疗保障制度效率的不同，并进行比较，丰富了医疗保障制度效率的研究范式。同时，本书还在规模报酬可变的分析框架下讨论医疗保障制度的效率问题，这与新古典经济学中规模报酬不变的假设相比，无疑更贴近现实情况。

本书除了尝试进行理论和研究方法创新以外，还十分注重成果的实践性。作者以经济合作与发展组织（Organization for Economic Co-operation and Development，简称 OECD）为对象进行两阶段实证分析，第一阶段分别使用非参数法中数据包络分析法（Data Envelopment Analysis，简称 DEA）和参数法中的随机前沿法（Stochastic Frontier Approach，简称 SFA），度量样本的效率值。第二阶段运用面板数据计量方法，度量医疗保障制度效率的影响因素，从而为政府正确选择医疗保障制度模式与改善其效率提供决策依据，同时对我国医疗保障体制的深化改革也具有一定的参考价值。

由于作者水平和时间有限，本书中难免存在错误和疏漏之处，恳请各位专家、学者提出宝贵意见，帮助作者进一步在此领域进行深入的研究。

目　录

第 1 章 引 言

1.1 研究背景

1.1.1 全球性的医疗费用增长过快问题

2007 年因美国次贷危机造成的金融危机使全球实体经济陷入低迷。美国作为全球第一大经济体,经济发展迅猛,人们对经济前景的乐观预期促使其消费高速增长,很多家庭和个人通过借贷和抵押资产提前消费、超前消费,但是其本国储蓄相对于消费不足,由此造成了消费信贷链条断裂后的次贷危机,金融风险迅速向实体经济蔓延,其直接后果导致了美国消费减少,需要进口的商品、原材料和能源减少,进而造成了其他国家尤其是发展中国家出口减少,制造业停工破产,这些发展中国家经济发展整体放缓。与发展中国家相比,与美国在经济和金融方面关系更加密切的欧洲受到的影响更为严重,很多欧洲银行和证券公司直接投资于美国资本市场,它们在此次金融危机中遭受了巨额经济损失,各国面临的难题和经济结构不尽相同。因此,要按照欧盟规定在应对此次危机中保持政策的一致性非常困难,为了缓解流动性危机,各国政府借债额度增加,2010 年爆发的欧债危机导致欧洲经济出现了比美国更严重的衰退状况。世界主要经济体的衰退造成的直接后果就是资金紧张,如何筹集资金为国民提供充足的医疗资源以保障健康的劳动力资源是各国政府必须考虑的现实问题。

2010 年《世界卫生报告》指出，国际劳工组织（International Labour Organization，简称 ILO）称，世界上只有 1/5 的人享有全面的社会保险，可以解决因病失去收入的问题，而世界上一半以上的人群没有任何一种正式的社会保障。撒哈拉以南的非洲和南亚只有 5%～10% 的人群被社会保障覆盖，而在中等收入国家，社会保障的覆盖率为 20%～60%。[①]限制各国实现社会保障全民覆盖的三个最基本问题分别是：第一，卫生服务的可获得性，目前没有一个国家能够保证人人立即获得改善其健康状况的医疗技术和干预措施；第二，过度依赖个人和家庭在获取卫生服务时的自付费用，即便建立了医疗保障制度，人们还要以共付、起付线、共险形式支付医疗费用；第三，卫生资源使用的效率低下和不公平问题。因此，为了实现医疗保障的全民覆盖，各国政府应该积极地筹集足够的资金，减少对自付费医疗服务的依赖，并采取行之有效的措施改善医疗保障制度的效率和公平性。目前全球医疗卫生体系面临的焦点问题主要是医疗费用持续上涨。在目前经济低迷的情况下，医疗费用上涨过快给各国政府和居民个人造成了很大的压力。

第一，从全球范围来看，医疗卫生费用的各项主要指标在 2000 年到 2009 年期间都有不同程度的上涨。根据世界卫生组织报告表明，全世界的人均卫生费用在 2009 年已经高达 900 美元，比 2000 年增加了 415 美元，增长了 1 倍多，年均增长率是 6.37%；人均政府卫生支出费用从 2000 年的 280 美元增加到了 2009 年的 549 美元，增长了将近 2 倍。从全世界范围来看，2009 年卫生总费用在国内生产总值（GDP）中所占比例达到了 9.4%，政府总支出中有超过 14% 的资金用于卫生事业，其中用于社会保障性的卫生费用比例占 60%，如表 1.1 所示。这些数据直观地说明医疗卫生费用上涨已是不争的事实，不管是发达国家还是发展中国家，所有的国家都要努力筹措国民卫生医疗服务所需要的资金。

---

① 《世界卫生报告》，2010 年。

表 1.1 2000～2009 年世界卫生费用主要指标的情况

年 份	2000	2009
卫生总费用占 GDP 的百分比	8.2	9.4
政府总卫生支出占卫生总费用的百分比	56.3	59.1
政府总卫生支出占政府总支出的百分比	13.3	14.3
社会保障性卫生费用占政府卫生支出的百分比	45.1	59.5
按平均汇率计算的人均卫生总费用（美元）	485	900
按平均汇率计算的人均政府卫生支出（美元）	280	549

数据来源：《世界卫生报告》，2011 年。

第二，从经济合作与发展组织（Organization for Economic Cooperation and Development，简称 OECD）国家的卫生费用来看，发达国家面临的医疗费用上涨压力更大。根据统计数据显示，OECD 国家的人均医疗卫生费用呈持续增长趋势。从 2000 年到 2009 年期间 OECD 国家的人均医疗卫生费用的年平均增长率是 4%，其中有 12 个国家的增长率超过了 4%，斯洛伐克共和国的年均增长率最高，达到了 10.9%；最低的是卢森堡，年均增长率不到 1%。美国、日本和英国等发达国家的医疗费用也呈较快增长趋势。其中，美国作为全球第一大经济体，2009 年其人均医疗费用是 7960 美元，年均增长率是 3.3%；英国的人均医疗费用在 2000 年到 2009 年从 1828 美元增加到 3487 美元，增长了近 2 倍；日本的人均医疗费用年增长率是 2.4%，较美国和英国低一些。另外，从整个国家资金分配来看，所有 OECD 国家的医疗卫生总费用占 GDP 的比例从 2000 年到 2009 年都是呈增长态势，其中 2009 年美国医疗卫生总费用占 GDP 比例最高，达到了 17.4%，比 OECD 国家的平均值 9.6%高出了 7.8%，最低的土耳其也将 6.1%的 GDP 用于医疗卫生事业。如表 1.2 所示。

表 1.2 2000～2009 年 OECD 国家医疗费用状况

	医疗费用占 GDP 百分比		人均医疗费用		
	2000	2009	2000	2009	年均增长率
澳大利亚	8.0	8.7	2266	3445	2.8
奥地利	9.9	11.0	2862	4289	2.2
比利时	8.1	10.9	2245	3946	4.0
加拿大	8.8	11.4	2519	4363	3.7
智利	6.6	8.4	615	1186	5.2
捷克共和国	6.5	8.2	981	2108	5.7
丹麦	8.7	11.5	2508	4348	3.3
爱沙尼亚共和国	5.3	7.0	522	1393	7.5
芬兰	7.2	9.2	1853	3226	4.0
法国	10.1	11.8	2553	3978	2.2
德国	10.3	11.6	2669	4218	2.0
希腊	7.9	9.6	1451	2724	6.9
匈牙利	7.0	7.4	853	1511	2.8
冰岛	9.5	9.7	2740	3538	1.6
爱尔兰	6.1	9.5	1768	3781	6.1
以色列	7.5	7.9	1766	2164	1.5
意大利	8.1	9.5	2064	3137	1.6
日本	7.7	8.5	1974	2878	2.4
韩国	4.5	6.9	771	1879	8.6
卢森堡	7.5	7.8	3268	4808	0.7
墨西哥	5.1	6.4	508	918	3.1
荷兰	8.0	12.0	2340	4914	4.4
新西兰	7.6	10.3	1607	2983	4.8
挪威	8.4	9.6	3043	5352	2.4
波兰	5.5	7.4	583	1394	7.3

	医疗费用占 GDP 百分比		人均医疗费用		
	2000	2009	2000	2009	年均增长率
葡萄牙	9.3	10.1	1654	2508	1.5
斯洛伐克共和国	5.5	9.1	604	2084	10.9
斯洛文尼亚	8.3	9.3	1453	2579	3.9
西班牙	7.2	9.5	1537	3067	4.0
瑞典	8.2	10.0	2286	3722	3.4
瑞士	10.2	11.4	3221	5144	2.0
土耳其	4.9	6.1	433	902	6.3
英国	7.0	9.8	1828	3487	4.8
美国	13.7	17.4	4793	7960	3.3

数据来源：Health at a Glance 2011。

第三，我国的医疗卫生费用也呈上涨趋势。我国医疗卫生总费用从 2000 年不到 5000 亿元，截至 2010 年已经将近 20000 亿元，年增长速度是 14.31%，远远超过了同期我国 GDP 的增长速度。在医疗卫生总费用中，政府卫生支出比例逐年提高，2010 年政府卫生费用支出占比是 28.7%，远远高于 2000 年的 15.5%。尽管各级政府用于医疗卫生的支出逐年增加，但是个人及其家庭支出的医疗卫生费用仍然不断攀升。2000 年个人卫生支出总数是 2705 亿元，2005 年是 4521 亿元，到 2010 年这一数据已经高达 7051 亿元，个人医疗卫生支出仍是医疗总费用的主要来源。截至 2005 年，我国医疗卫生总费用中的 50% 来自个人支出，到 2010 年这一比例下降至 35.3%，在当前我国医疗总费用三大筹资来源中排名第二，仅比排名第一的社会医疗卫生支出占比少0.7%。2010 年平均每个人支出的卫生费用是 1490 元，较 2000 年提高了 4 倍，高速上涨的医疗卫生费用给人们，尤其是农村人口造成了很大的经济负担，如表 1.3 所示。

表 1.3　2000～2010 年我国卫生费用支出情况

年　份	2000	2005	2008	2009	2010
卫生总费用	4586.6	8659.9	14535.4	17541.9	19980.4
人均卫生费用	361.9	662.3	1094.5	1314.3	1490.1
卫生总费用占 GDP 百分比	4.62	4.68	4.63	5.15	4.98
政府预算卫生支出	709.5	1552.5	3593.9	4816.3	5732.5

数据来源：《中国卫生统计年鉴》，2012 年。

1.1.2　医疗卫生资源的效率不高

目前全球不断增加的医疗费用支出并没有完全转化为医疗服务，普华永道（2009）[①]研究称美国每年 2 万多亿美元医疗卫生费用中有一半都被浪费了。欧洲医疗欺诈和腐败网络（2010）[②]统计每年因为工作失误或者贪污等问题浪费的医疗卫生支出就高达 3000 亿美元。2010 年世界卫生组织报告归纳总结了造成医疗卫生资源效率低下的原因包括：第一，药品方面。首先是药品价格太高，由于药品供应环节繁多，对药品代理商、医生和药剂师控制不足，加上利益诱导和药品征税等问题导致药品价格太高，替代药品使用较少。其次是假冒伪劣药品和滥用药品问题突出，由于存在专业技术和知识等障碍，药品检查和监管存在漏洞，导致药品供应出现此类问题，既浪费患者的资金，也对其生命造成了危害。第二，诱导性医疗服务需求造成了不必要的浪费。一方面，诱导性医疗服务需求与现有的按照服务项目收费的机制直接相关，这种收费机制将医生收入、医院的收入与患者接受

[①] The Price of excess:identifying waste in healthcare spending.Pricewaterhouse Coopers' Health Rearch Institute. [2010-07-07]. http://www.pwc.com/us/en/healthcare/publications/the-price-of-excess.jhtml.

[②] The financila cost of healthcare fraud.European Healthcare Fraud and Corruption Network,. [2010-07-02]. http://www.ehfcn.org/media/documents/the-financial-cost-of-healthcare-fraud-final-(2).pdf.

服务项目数量直接挂钩；另一方面，医患信息不对称，存在医务人员给患者过度使用医疗器械检查、诊疗措施等行为。第三，卫生服务替代性较差。由于卫生服务供应的机构长期以来局限在医院，人们有病就去医院，其他的医疗服务机构发展不足，很多常规性的护理服务、康复治疗等都可以通过各种护理机构来完成，从而减少不必要的住院时间和住院治疗。第四，医疗服务质量不能达到理想的效果。这是由于医务人员技术的差异、临床经验不足和监管不力等问题，各国都存在医疗失误造成的医疗事故，或者是患者花费了大量的资金没有达到理想的治疗效果而对医院和医务工作人员产生诸多质疑。第五，卫生系统自身存在浪费、腐败等问题。由于卫生资源分配缺乏透明度和健全的管理方法，以及卫生工作者寻租行为，卫生系统的贿赂、欺诈行为造成了资金的浪费。如果能够采取恰当的措施解决上述问题，就可能获得效率方面的改善，如表1.4所示。

表1.4 按照成本和国家收入分类的潜在收入增加空间

收入类别	潜在收入增加比例范围（占卫生总费用的百分比）	人均潜在收入增加量（美元）		总人口潜在收入增加范围（10亿美元）	
		均值	范围	均值	范围
人力资源					
高收入	8～16	492	78～629	499	79～639
中等收入	7～14	14	7～48	61	29～206
低收入	8～15	2	1～5	3	1～6
药品					
高收入	2～3	93	14～122	95	14～124
中等收入	2～5	5	2～16	19	9～67
低收入	3～5	1	0～2	1	0～2
医院					
高收入	3～8	233	30～325	236	31～330
中等收入	5～11	11	5～39	49	23～168

收入类别	潜在收入增加比例范围（占卫生总费用的百分比）	人均潜在收入增加量（美元）		总人口潜在收入增加范围（10亿美元）	
		均值	范围	均值	范围
低收入	4～9	1	1～3	2	1～4
卫生系统漏洞					
高收入	3～8	221	28～310	224	29～315
中等收入	5～10	10	5～35	44	22～150
低收入	5～10	2	1～3	2	1～4

数据来源：《世界卫生组织报告》，2010 年。

1.1.3 世界范围内普遍存在"看病难，看病贵"问题

从世界范围看，国际劳工组织调查显示世界上只有 20%的人口能够在因病失去收入的时候获得社会保险，每年有 1.5 亿人口因病要遭遇灾难性支出，1 亿人口因病被迫生活在贫困线以下。[①]在这些家庭中，现款支付医疗卫生费用所占比例在 20%～70%之间，如图 1.1 所示。要求患者现金支付医疗费用意味着穷人和富人必须为获得同样的医疗卫生服务支付同样的费用，这是目前卫生服务不公平中最严重的表现之一。尽管患者自付费用能够从一定程度上控制医疗成本，培养人们的节约意识，但是这种方法不利于人们将资金分配到人生的每个阶段，尤其是目前人口老龄化趋势日益严重，老年人相对于青年人存在更大的失能风险、疾病风险，需要更多的医疗服务，也就被迫在人生收入减少甚至没有收入的情况下必须支付医疗卫生服务费用，才能得到相应的护理和治疗，这种付费方式将最需要医疗服务的人群排除在外，与医疗卫生服务"救死扶伤"的宗旨相悖。

---

① 《世界卫生组织报告》，2010 年。

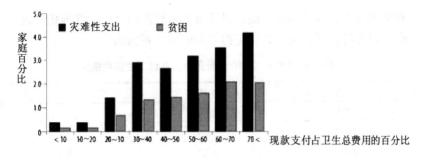

图 1.1   自付医疗卫生费用对家庭财务危机和贫困的影响

数据来源:《世界卫生组织报告》,2010 年。

从我国来看,自 2003 年以来,卫生部门、专家和普通民众围绕"看病贵,看病难"问题展开了激烈的讨论,2012 年《工人日报》等媒体对人们所关心的问题进行了网络调查,结果显示医疗改革以 38568 票成为最受关注问题。我国人均医疗费用逐年增加,从 1978 年人均支付不到 12 元,到 2008 年突破 1000 元之后仍不断上涨,到 2010 年已经达到 1487 元,30 年里增长了 120 多倍,其中个人支出的比例从 1978 年至 2001 年不断提高,从最初的个人支付比例 20.4%持续上涨到个人需要支付 60%医疗费用,如表 1.5 所示。居民医疗负担加重,个人和家庭因病致贫和因病返贫的现象突出,这种筹资结构的不合理深受人们诟病。医疗保险问题引起了越来越多的人们的重视,之后我国开始着手进行医疗体制改革,对卫生筹资进行干预,个人自付费用比例开始逐渐减少,截至 2010 年个人支付比例下降到 35.5%。除了看病贵之外,2009 年世界卫生组织公布在医疗卫生筹资和分配公平性指标中,我国排名倒数第四,也就是说公众很难获得需要的医疗服务。为了解决这一难题,我国先后在 2003 年开始进行新型农村合作医疗制度(简称新农合制度)试点建设,2009 年提出要建立覆盖城乡居民的基本医疗卫生制度,目前我国已实施了新农合制度、城镇职工基本医疗保险制度和城镇居民基本医疗保险制度,公共医疗保障覆盖面已经达到 94.6%,但是仍面临医疗资源分布不均匀、城乡差距较大、异地看病需求大、统筹水平不高，以及基本医疗保障之外的其他病种很难得到保障等问题，老百姓仍觉得"看病难，看病贵"。

表 1.5 1978~2010 年我国个人支付卫生费用情况

年份	个人卫生支出占比	人均卫生费用（元）
1978	20.4	11.5
1985	28.5	26.4
1990	35.7	65.4
1995	46.4	177.9
2000	59	361.9
2001	60	393.8
2002	57.7	450.7
2003	55.9	509.5
2004	53.6	583.9
2005	52.2	662.3
2006	49.3	748.8
2007	44.1	876
2008	40.4	1094.5
2009	37.5	1314.3
2010	35.5	1487

数据来源：《中国卫生统计年鉴》，2011 年。

1.2 核心概念界定

1.2.1 医疗保障制度的内涵

医疗保障制度是指一个国家或地区按照保险原则为解决居民防病治病问题而筹集、分配和使用医疗保险基金的制度。它是居民医疗保健事业的有效筹资机制，也是目前世界上普遍应用的一种卫生费用管理模式。目前针对医疗保障制度的研究视角主要集中在卫生经济学和社会学角度。

基于卫生经济学角度的研究者所持观点主要包括：

（1）格罗斯曼（1972）和舒尔茨（1990）都提出了健康是一种耐用资本，通过消费（或者投资）医疗服务等能够生产健康资本，后者在 1979 年时就提出较高的健康水平能够提高劳动者的工作时间和质量，从而提高劳动力生产效率。

（2）巴尔加瓦（2001）等人研究表明人的健康水平与经济增长之间具有正弹性关系，他们认为世界各国尤其是低收入国家要通过加强医疗保障制度的实施和完善，重视健康投资，进而促进经济增长。

（3）吴联灿和申曙光（2010）通过研究发现我国新农合医疗保险制度实施后对农民的健康水平有积极的作用。

可见，卫生经济学学者们多注重从实证角度研究医疗保障制度对一国居民健康水平、国家经济增长等是否具有改善和提高作用。

基于社会学角度的研究者着重于医疗保障制度下居民获得医疗服务的可及性、公平性等问题，主要包括以下几种观点：

（1）盖·卡兰和克里斯·詹姆斯（2005）提出中低收入国家通过扩大覆盖面提高医疗保障制度的公平性是一个渐进过程。

（2）凯伦·戴维斯（1997）提出美国要扩大医疗保障制度覆盖面，将儿童和低收入家庭纳入医疗保障制度范围内。

（3）刘远立和费朝晖（1998）提出医疗保障的公平包括健康公平、可及性公平、服务公平和筹资公平。

通过对现有医疗保障制度研究的梳理，本书认为，医疗保障制度作为全球主要国家的社会保障制度之一，其研究的内涵既要包括卫生经济学也要兼顾社会学。本书在研究过程中既包括医疗保障制度对健康的促进作用研究，也包括医疗保障制度涉及的服务可及性等问题（舒尔茨人力资本理论已经证明健康对经济增长具有促进作用，本书不再验证这一结论）。

1.2.2　医疗保障制度效率的内涵

目前对医疗保障制度效率的内涵尚无准确定义，不过有学者认可经济学中的"效率理论"对医疗保障制度意义非凡，但是切不可生搬硬套在医疗保障制度方面。如桑内特和斯塔基（2006）就指出已有的技术效率、生产效率和配置效率从理论上对医疗保障制度意义重大，但是不能直接将其应用于医疗保障制度。一方面，医疗服务过程中很难精确地计量生产的各种要素及其要素的价格，这是由于保险和医疗保障制度的交叉补贴扭曲了医疗服务的生产过程；另一方面，医疗服务的产出有赖于患者的情况，要想评价其技术效率和生产效率是很困难的。

目前关于医疗保障制度效率的含义，美国医疗支付咨询委员会（Medicare Payment Advisory Commission，简称 MedPAC）给出的含义是指"用较少的投入得到同样的或者更多的产出"；同时指出医疗保障制度效率的含义不仅包括获得更多的产出，而且要获得更恰当的医疗服务；另外还指出，医疗保障制度的效率除了包括医疗服务的数量和成本之外，还非常重视医疗服务的质量以及整个医疗服务过程中的恰当服务。

本书认可上述关于医疗保障制度效率内涵的定义。事实上，无论是公共管理学科还是经济学科，目前关于医疗保障制度的效率研究问题仍然是个崭新的课题，无论是其定义、内涵、测算方法还是研究指标选取等都不同于传统的经济学对于效率的定义，因为在医疗保障制度实施、管理、控制等一系列过程中很多环节难以量化，或者说难以精确量化，比如患者对医疗服务的评价是个非常主观的数据，类似的问题同样影响着关于这一问题研究结果的正确性和适用性。本书希望能够在现有背景下，在前辈学者们研究的基础上尽可能地综合分析医疗保障制度的效率问题，最终的目的是为政府投入人力、财力和物力构建与管理医疗保障制度提供参考建议。

1.3 研究问题与研究意义

1.3.1 问题提出

医疗保障制度作为社会保障体系的重要组成部分，既是国民的安全网，也是整个社会的稳定器，同时作为医疗费用的支付方，也是各国卫生体系的重要组成部分。各国建立医疗保障制度的主要目的是通过合理配置医疗卫生资源，提供与其经济发展水平相适应的医疗资金需求。但是由于涉及私人、企业、医疗机构、政府等多重关系，医疗服务购买和报销等多个环节，医疗服务需求的不断提高等多个因素影响，在全球性医疗资金不断增加的同时，世界范围内仍然存在着"看病贵，看病难"以及医疗资源浪费等问题。那么医疗保障制度是否有效地发挥了作用？如何能使医疗保障制度充分有效发挥作用？

因此，本书尝试通过经济学、保险学、卫生经济学和福利经济学等理论和方法，从经济学角度探讨医疗保障制度的经济效率问题。由于我国医疗保障制度"碎片化"的特点，难以从整体上测算其经济效率，同时考虑数据连续性和可得性等现实情况，本书以 OECD 国家医疗保障制度为研究对象，遵循"理论框架—效率测算—实证研究—策略研究"这一脉络。本书研究问题可以分解成以下 4 个子问题：

（1）如何构建医疗保障制度效率研究的理论框架？

（2）在拟构建理论框架下，运用哪种效率测算方法对医疗保障制度效率进行测算？

（3）选择哪些变量来定量分析医疗保障制度的经济效率？

（4）提高医疗保障制度经济效率的策略有哪些？

总之，本书以医疗保障制度效率为研究对象，从 OECD 国家中选择了有代表性的四大典型医疗保障制度，即区域性管理的全民医疗保障制度、国家医疗保障制度、法定医疗保障制度和商业医疗保障制度，剖析不同医疗保障制度运行的经济效率，运用非参数效率方法和参数效率方法分别测算其经济效率，最后总结其经验教训，结合我国医疗保障制度现实情况提出发展策略和建议。

1.3.2　研究意义

鉴于医疗保障制度对国家、企业和个人的稳定及保护功能，本研究突破以往限于对医疗保障制度运行情况的研究，从经济投入和成本的角度探讨不同医疗保障制度的经济效率。这项工作具有很强的理论价值，而且对于相关部门进行医疗保障制度政策制定具有一定的参考价值和借鉴意义。

1.3.2.1　理论意义

本研究对已有的医疗保障制度效率研究是有益的补充。具体表现为：（1）目前医疗保障制度的研究主要集中在医疗服务不平等、健康服务公平性等社会属性方面，但对医疗保障制度的经济效率研究较少，缺乏理论支撑。本书从人力资本、市场失灵和公共产品效率等方面，探讨医疗保障制度效率的理论基础，采用文献综述法进行了规范分析。（2）以往对医疗保障制度效率的研究多采用单一的非参数法或者参数法进行研究，局限于不同国家医疗保障制度效率高低的比较，由于不同方法假设条件不同所得结果差异较大，结论难免有失偏颇。本书采用非参数法和参数法分别进行了效率测算，注重探讨不同医疗保障制度效率的差异研究，丰富了医疗保障制度效率的现有内容。

1.3.2.2　现实意义

尽管效率理论早已被应用于经济学研究，但是将效率理论应用于卫生经济方面，尤其进行医疗保障制度效率研究是从 2000 年埃文斯等人分析了 191 个世界卫生组织成员国的医疗保障制度的效率之后才引起人们关注的。长期以来，人们认为政府、个人和家庭投入财力、物力建立医院等机构，获得医疗服务是为了身体健康着想，可以忽略或者不考虑成本。但是随着医疗费用不断上涨，人们希望能获得性价比更好的医疗服务和卫生安全，尤其是 2003 年爆发的"非典性肺炎"，再次引发了人们的恐慌，也令人们对越来越多的医疗资金投入没能达到理想效果的现实产生了更多的疑问。如何在医疗费用增长的同时提高医疗保障制度的经济效率是目前各国政府面临的焦点问题，我国是世界人口最多的国家，投入了大量的财力、物力和人力建立了医疗保障制度，能够在现有的条件下提高医疗保障制度的效率是我们急切需要解决的难题之一。由于我国医疗保障制度"碎片化"和数据连续性等原因，本书研究医疗保障制度效率问题，选择 OECD 国家作为研究对象，通过对其研究得出的结果对我国政府正确引导医疗资源配置具有一定的参考价值。

1.4　结构安排与研究方法

1.4.1　结构安排

本书遵循提出问题—分析问题—解决问题的研究思路，选择医疗保障制度效率为研究对象，预期达到的研究目的包括：一是从理论角度阐述医疗保障制度对国家、社会、个人的影响作用；二是以 OECD 国家为样本测算不同医疗保障制度效率，探讨世界范围内是否存在一种或者几种效率较高的医疗保障制度；三是为医疗保障制度提高效率提供新的思路和对策建议。因此，本书的研究内容主要包括基本理论研究、国际经验、医疗保障制度效率水平的测算和评价、效率结果影响因素的实证分析、改善我国现有医疗保障制度的配套机制五个方面。

第 1 章是引言。这一部分阐述了本书的研究目的、选题的意义和结构。首先对研究背景进行了分析，从全球范围、OECD 国家和我国三个层面分别对医疗费用上涨、医疗卫生资源效率不高、"看病贵，看病难"三大问题进行了详细的阐述和分析，其次将医疗保障放在全球现实的经济环境中进行分析，最后提出在目前经济低迷的情况下，各国投入的医疗费用有增无减，人们对医疗卫生服务的需求不会因为经济条件限制而减少，指出医疗保障制度效率的改善和提高有助于解决上述三个问题。

第 2 章是文献综述。这一部分首先归纳总结了建立医疗保障制度的经济学理论，分别从人力资本理论、卫生服务的公平性、医疗服务市场失灵和信息不对称等方面对国内外学者近年来的研究成果进行了系统的梳理和分析。然后，从介绍效率理论基础和方法入手，进而对医疗保障制度效率的定义和当前的研究现状进行了详细的分析，介绍了这方面具有影响力的理论文章和实证文章。

第 3 章是 OECD 国家的典型医疗保障制度模式介绍。这部分归纳了 OECD 国家有代表性的医疗保障制度的历史发展和实施情况。OECD 能够对其成员国进行统一的数据统计工作，数据异质性相对于其他国家较少，而且其成员国横跨世界上绝大多数地区，具有一定的代表性。OECD 根据各国政府作用、公共医疗筹资、患者自付比例和低收入及老年人医保状况 4 个指标将其医疗保障制度划分为区域性全民公共医疗保障制度、国家医疗保障制度、法定医疗保障制度和商业医疗保障制度 4 种典型的模式。本书选择了实施上述 4 种医疗保障制度的 7 个国家来介绍这 4 种医疗保障制度的建立历史、运作情况及特点。

第 4 章是运用 DEA 效率方法测算 OECD 国家医疗保障制度的效率，并实证分析其效率的影响因素。建立医疗保障制度能够保障人们获得医疗卫生服务的基本权利，人们通过医疗服务能够提高自身的健康水平，也就是说提高国民的健康水平是医疗保障制度建立的最终目标，因此，健康生产效率高低在一定程度上代表着一国医疗保障制度的效率水平。本书依据这一卫生经济学理论，在这部分以 OECD 数据库、世界银行和世界卫生组织发布的数据为基础，利用标准 DEA 模型、超效率 DEA 模型来测算 OECD 国家医疗保障制度的效率，并对其效率结果值进行比较分析，然后建立面板数据计量模型实证分析 DEA 效率的影响因素。

第 5 章是利用 SFA 效率方法测算 OECD 国家医疗保障制度的效率并实证分析其影响因素。为了得到较客观的结果，在第 4 章测算医疗保障制度 DEA 效率的基础上,这部分我们利用 SFA 效率方法对 OECD 国家医疗保障制度的效率进行了重新测算,然后建立面板数据模型对影响 OECD 国家医疗保障制度 SFA 效率的因素进行实证分析,并做出了较合理的经济学解释。

第 6 章是改善和提高我国医疗保障制度的配套机制。这部分在前面研究结果的基础上,结合我国医疗保障制度的实际情况,以提高和改善我国医疗保障制度经济效率为目标,提出了相应的政策建议。

第 7 章是结论。在概括本书的主要研究结论的基础上,说明本书研究存在的不足以及未来的研究方向。

1.4.2　研究方法

我们在本书的写作中采用了理论文献法、比较分析法和实证分析法来进行研究。具体包括:

第一,理论文献法。传统的医疗保障制度研究主要是针对其制度选择模式、保障的公平性、医疗卫生体制的改革等问题展开的。近年来,随着医疗费用高速增长和人们对医疗服务的多样化需求,医疗保障制度的投入成本和产出效益之间的关系逐渐引起了各国政府的重视,如何在高投入的情况下能够使民众得到较好的服务质量,也就是提高医疗保障制度的经济效率已经成为理论界和现实世界急需解决的问题之一。本书基于卫生经济学理论展开研究,在理论层面分析的基础上,我们通过收集已有的医疗保障制度方面的资料,梳理国内外近年来关于医疗保障制度效率方面的研究成果和数据资料,归纳提高医疗保障制度的效率对经济社会发展的积极意义。

第二,比较分析法。比较能够提供参照物,可以突出被比较对象的优缺点,可以为进一步的研究提供思路,从中找到借鉴的经验并吸取教训。本书中既有历史比较,也有不同地区同一时间段的比较。我们通过归纳总结国际上有代表性的医疗保障制度模式,分析了它们的运作特点和实施情况,并对 OECD 国家的医疗保障制度效率分别采用 DEA 模型和 SFA 模型进行了测算,比较分析不同国家、不同医疗保障制度之间的效率差异。医疗费用飞速上涨、医疗资源浪费、医疗保障制度效率不高等问题是各国面临的共同难题，我国医疗体制改革也遇到了同样的问题。各国在解决这些问题的过程中都有自身的措施和政策，从其他国家的制度中进行借鉴和总结，能够缩短我国医疗保障制度的改革和完善时间。

第三，实证分析法。在理论文献研究和比较分析研究的基础上，实证分析就显得更为重要了。无论是经济学的规范化分析还是描述性分析，都需要经过现实世界的证据支持才更有说服力和解释力。本书在理论研究和比较研究的基础上，采用 DEA 效率模型和 SFA 效率模型测算 OECD 国家的效率，同时为了考察医疗保障制度效率的影响因素，我们使用 25 个 OECD 国家的数据建立面板数据模型进行实证分析，希望从中找到理论与现实之间的切入点。

第2章 文献综述

德国在1883年颁布了《疾病保险法》，这是世界上第一个建立社会医疗保障制度的国家。然而，事实上英国1601年就实施了有关的医疗保障措施，当时英国颁布了《济贫法》，这是世界上第一个规定对贫穷人口进行救济的政策，其中包括要对病人和残疾人提供救济和医疗服务。之后又在1834年颁布了新的《济贫法》，将医疗救助的范围扩大到提供生活救济金和医疗服务方面，这是医疗保障制度建立的萌芽。1898年和1910年意大利先后颁布了《老龄和残疾保险法》和《生育保险法》，开始构建其医疗保障制度；1910年瑞典颁布了《疾病保险法》；1928年法国颁布了全国性的《社会保险法》（其中包括了疾病、残疾、生育等保险）。欧洲国家的医疗保障制度逐步建立起来，并逐渐向亚洲、美洲和大洋洲的国家发展。

本章主要围绕医疗保障制度的经济学理论背景、效率理论及其研究方法、医疗保障制度的效率研究等内容进行必要的梳理和阐释，并进行理论综述，旨在为本书的研究提供可以借鉴的理论工具和研究方法。

2.1 医疗保障制度的经济学理论

我们能够从亚当·斯密的著作《国富论》中看到他提出通过提高个人福利水平来促进整体福利的思想，用经济学来研究医疗保障已经发展成为独立的学科——卫生经济学，从整个人类发展的历史角度看，经济学与医疗保障之间的关系是相互影响和相互作用的。

关于医疗保障的经济学思想，庇古早在其《福利经济学》中就提出了社会保障是在全社会范围内将资金进行转移支付，通过征税等方式由高收入群体转移支付给低收入群体，从而实现提高全社会的整体福利水平的目标。

2.1.1 医疗保障制度是人力资本发挥作用的重要保障

在人类进行生产活动和生活的过程中，无论人们是否意识到，人的一生都会与各类疾病相伴，这些疾病将会导致人过早死亡、失去工作能力等严重结果，如何减少各类疾病对人力资本和人的生命价值的侵蚀，这在客观上引起了个人、家庭及社会对生命价值的维护和重视。

健康与医疗保障是两个不同的概念，人们对医疗服务的需求源自对健康的需求，因此对健康需求引起对医疗服务的需求被称为引致需求。人们的健康需求不能直接取得，满足健康需求的主要途径之一就是通过购买医疗服务实现。因此从经济学角度看，医疗服务是投入，健康是这一投入的产出，而医疗保障制度是针对医疗服务过程中发生的医疗费用进行筹资、管理和分配的一种制度安排。

对个人、家庭而言，为了实现生命价值最大化，一方面能够通过积极锻炼身体，加强饮食营养来提高身体素质减少患病率，但是出于安全需要和心理需要，人们意识到疾病不可回避，只能尽可能将其造成的损失减少，于是便产生了对医疗保障的主观需求。对于遭受疾病痛苦的被保险人，通过医疗救治能够使其恢复身体健康，医疗保险能够及时补偿其经济支出；对于未遭受疾病风险的被保险人，医疗保障制度能够满足其心理安全的需要。

对于社会和国家而言，为了实现经济发展和国家财富增加，目前世界上绝大多数国家都通过建立医疗保障制度来加强对本国人力资本价值的保护。

英国古典经济学的创始人威廉·配第曾提出"土地是财富之母，劳动是财富之父"，奠定了劳动价值论的基础。亚当·斯密认为经济增长主要表现在社会财富或者国民财富的增长上，财富增长取决于两个条件：一是专业分工促使劳动生产率的提高，二是劳动者数量的增加和质量的提高。这些思想都肯定了人力对国家财富的重要性。

舒尔茨（1979）认为健康状况的改善是寿命延长的原因，并且较高的健康水平能够提高劳动者的工作时间和质量。此外，他还提到人口健康状况的改善包括两层含义：生病时间的减少和生命延长能使人工作更长的时间，即劳动力供给曲线向右移动；更健康的身体能提高劳动生产率，即边际产品曲线向右移动以及由此造成了劳动力需求曲线向右移动。两者作用的结果是提高了劳动力效率。

格罗斯曼（1972）基于效用最大化理论模型构建了健康需求函数和供给函数，推导得出健康是能够产生健康时间的一种耐用资本，并将健康视为医疗服务、教育、年龄等因素的生产函数，他认为健康资本随着年龄增大会贬值，所以人们为了实现效用的最大化需要保存最佳的健康资本存量，于是通过消费医疗服务和投入时间锻炼身体以及教育投资来生产健康资本。

舒尔茨（1990）在其著作《人力投资——人口质量经济学》提到"人力资本理论将每个人的健康状况看作资本存量，即健康资本存量，将其贡献看作是健康服务。最初资本存量的质量，部分是遗传的，部分是后天得来的。这种存量从一段时间看是逐渐贬值的，在人的生命晚期，其贬值率则是加速的。对人力资本的总投资要承担获得和维持这种资本的费用，包括医疗服务等"。

弗兰克（1993）跟踪研究医疗保险对乳腺癌患者的作用，发现参加了医疗保险5年后，患者生存的概率高出未参加医疗保险患者一倍；17年后参加医疗保险的患者的死亡率是未参加者的一半。

周和穆斯肯（2001）在健康对经济增长的研究过程中发现，健康水平的提高对劳动生产率能够产生积极的影响，进而促进经济的增长，但是不能将有限的资源过多地投入到健康投资中来，这样就要挤占实物资本的投资，从而对经济增长造成消极影响。

巴尔加瓦等人（2001）对健康与经济增长关系的研究中发现健康水平对经济增长的弹性是正的，这表明人类健康水平的提高能够促进经济增长，尤其是低收入国家更要重视健康投资，加强医疗保障制度的实施和完善。

我国学者罗凯（2006）利用人口普查数据和各省经济数据研究发现，居民健康水平与经济增长呈正相关关系。

学者赵忠、侯振刚（2005）利用 2000 年中国健康和营养调查数据（CHNS），基于格罗斯曼模型研究我国城镇居民健康需求的影响因素，发现医疗保险对健康水平没有显著影响，他们指出这可能是由于回归分析中解释变量缺失造成的估计误差；类似的还有罗楚亮（2008）利用 2002 年城镇住户调查数据进行研究发现，我国的公费医疗和大病统筹制度对健康因子具有显著的负影响，他提出这可能是由于内生变量造成的。

吴联灿、申曙光（2010）利用 2004 年和 2006 年的 CHNS 数据对辽宁、河南、湖北、黑龙江和贵州 5 省的新农合制度对参保农民的健康状况影响进行研究发现，新农合制度实施后对农民的健康水平改善有正向作用。

谢垩（2011）运用 1997～2006 年 CHNS 数据，选择了劳动力退出变量、健康变量、收入、教育程度、职业和医疗保险状况等变量采用广义序数 Probit 模型和非连续时间退出风险模型研究健康与劳动力退出之间的关系，发现健康是劳动力退出的重要因素。其中，健康对男性劳动力退出的影响是显著的，对女性劳动力退出的影响微弱；健康对农村劳动力退出影响显著，对城镇劳动力退出没有作用。他提出应该采取措施提高劳动者的健康水平，减少因为健康问题而出现非自愿性的过早退出劳动力市场的行为。

胡宏伟、刘国恩（2012）利用 2008～2012 年我国城镇居民医疗保险数据，采用倾向得分匹配和双重差分相结合的方法对城镇医疗保险的作用进行评估，研究结果显示城镇居民医疗保险没有显著促进城镇居民健康，但是显著促进了低健康者的医疗服务利用，并且对老年人和低收入低健康者的医疗服务利用具有显著促进作用。

李亚青（2014）针对我国广东省欠发达地区、次发达地区和发达地区对城镇职工医疗保险分散大病风险效果进行定量分析和模拟测算发现，城镇职工医疗保险在缓解灾难性支出方面具有显著作用，但是整体效果有待进一步提高。

2.1.2 医疗保障制度是体现社会公平的重要方面

1944 年冯·诺依曼和摩根斯顿在他们的著作《博弈论与经济行为》中证明了在不确定的情况下，在消费者的偏好和效用函数中引入概率 P，从而建立了期望效用函数。经济学经常将其应用在医疗保险购买选择问题上，人的一生都面临生病的不确定性，对于可支配收入大于 0 的个人和家庭，他们可以选择是否购买医疗保险产品；对于贫困人口及低收入群体而言，当他们或亲人患病需要医疗服务时，他们常常入不敷出，没有足够的收入来购买医疗服务。

世界各国面临的最大医疗卫生问题是不同地区之间、不同收入群体之间发生医疗卫生费用的显著差异，这表明世界各国人民在接受医疗卫生服务中存在严重的不公平现象：一方面，发达国家整体收入水平较高，可用于医疗卫生服务的资金比重也较高，发展中国家受整个国民收入水平的限制，用于医疗卫生服务的资金比例较少；另一方面，在不发达国家，少数收入水平较高的人群具有较强的购买能力，因此能够获得较好的医疗卫生服务，其他收入水平较低的人群尤其是农村人口的整体卫生费用严重偏低，由于患大病、患重病造成的因病致贫和因病返贫问题是世界各国面临的共同问题。例如，达尼克斯、布莱恩特和卡斯塔诺等人（2000）运用跨部门公共卫生健康状况、国民公平获得健康服务的融资障碍、获得健康服务的非融资障碍、各类人群的健康保障状况、平等融资、健康保障制度的效益和质量、管理效率、民主责任和权利、患者和健康服务供给方的自主权共 9 个指标评价发展中国家医疗保障制度改革的公平性问题。

盖·卡兰和克里斯·詹姆斯（2005）分析了德国、澳大利亚、比利时、哥斯达黎加、日本和韩国等国的医疗保险由初设到通过相关法律扩大医保覆盖率建立社会医疗保障制度的实践，认为影响扩大医保覆盖率的因素主要有经济环境、政治环境、收入水平、人口状况、管理能力、国家的团结程度、政府的管理职责等，由此提出中低收入国家要想通过扩大覆盖率来提高医疗保险制度的公平性是一个渐进的过程。

早在 1978 年《阿拉木图宣言》中就提出："健康是一项基本人权，达到尽可能高的健康水平是世界范围的一项最重要的社会性目标。"2000 年《世界卫生报告》进一步提出良好的健康包含两层含义：可以达到的最佳平均水平——优质，以及个人与群体之间合理的最小差异——公正。优质意味着一个卫生系统对人民所期望于它的东西能够做出恰当的反应；公正意味着它能够没有偏见地对每一个人做出一视同仁的反应。如何在提供优质的医疗卫生服务的同时保证公正性，这对各国提供高质量的医疗卫生服务提出了较高的要求。

由于疾病的不确定性、高风险性，以及不同国家、不同地区、不同企业、不同家庭和不同个人的经济发展水平或收入水平之间的差异，世界上绝大多数国家纷纷建立医疗保险制度，通过收入转移调节国民收入水平的差异，在全社会范围内满足不同收入、不同地区、不同种族人群具有的相同或类似医疗卫生服务需求，使他们能够得到基本的医疗卫生服务。此外，类似于传染性非典型肺炎（SARS）、病毒性肝炎、结核病、疯牛病、流感等全球灾难性传染病的爆发不但对人们的生命构成了严重威胁，而且通常会引发了人们的恐慌和不安，对人们的心理和精神也造成严重的创伤。此类疾病的发生不仅关系到患病者个人和家庭的生命和财产安全，而且关系到整个国家乃至世界的公共医疗卫生安全问题，无法完全依赖医疗市场来解决，需要政府组织医疗机构、筹集卫生资金和卫生费用、调控全社会的资源来预防、治疗和控制这些疾病，维持整个社会正常的生产生活秩序。

美国共同基金主席凯伦·戴维斯早在 1997 年就提出要扩大美国医疗保障制度的覆盖范围，其中特别提到要将儿童和低收入家庭纳入医疗保障制度范围。2006 年针对美国医疗保险费用快速上涨的趋势，凯伦·戴维斯发表了《以消费者为导向的医疗保险是对还是错》的评论文章，通过大量详实的数据进行分析得出医疗保险费用上涨的原因不是消费者导致的结论，他认为目前医疗保障制度要进行改革的措施应该使得更多的家庭尤其是低收入家庭能够负担得起医疗保险费用。

医疗保障制度的建立，可以有效地依靠国家、社会和个人的经济力量,通过征收医疗保险费和偿付医疗保险服务费用来调节收入差别,在不减少高收入者医疗服务的同时，使原来的低收入群体能够获得基本的医疗服务，使患病的劳动者从医疗保障中获得必要的物质帮助,尽快恢复身体健康，重新从事劳动，取得经济收入，从而可以有效地帮助患病的劳动者从"因病致贫"或"因贫致病"的"贫病交加"困境中解脱出来，从而使每个社会成员都尽可能公平地享受健康的权利和医疗服务，使其能够维持日常的生活和生产活动。

我国学者早在20世纪90年代就开始研究关于医疗保障与社会公平性之间的关系。刘远立、费朝晖（1998）指出卫生保健的公平包括四方面：第一是健康公平，表现为人们具有相似的健康状况；第二是卫生服务的可及性公平，表现为人们能够得到最基本的卫生服务，如药品、医疗技术设备等；第三是公平使用医疗服务，表现为需要相同医疗服务的患者能够得到相同的医疗服务；第四是筹资公平，表现为按照患者的支付能力不同来支付医疗费用。

郭永松（2000）指出卫生保健的公平性是指社会成员获得卫生保健机会的均等性，包括筹资公平性和卫生服务的公平性两方面。其中，筹资公平性包括纵向公平和横向公平，纵向公平是指不同支付能力的患者要支付不同数额的医疗服务费用，横向公平是指具有相同支付能力的患者要为医疗服务支付相同的费用。卫生服务的公平性表现在医疗资源配置的可及性原则、需要原则和健康原则3个方面，也就是无论每个人的收入、职位和职业如何，当需要时就能够得到适当的卫生保健服务。

龚幼龙、陈家应等人（2001）通过对南通市和淄博市20个机关、企事业单位的1000个职工家庭共6088名职工家庭成员进行调查，研究他们利用卫生服务的情况及其影响因素，运用多因素 Logistic 回归分析发现医疗保障制度（包括自费医保、公费医保、劳保医疗及其他医保制度4种）、职工的收入情况、单位性质（私营、机关事业、国有企业和集体企业）等是影响其卫生服务公平性的重要因素。

吴成丕（2003）以威海为研究对象，运用基尼系数、集中系数、

Atkinson 度量等指标来描述我国医疗保险改革中的服务不公平和筹资不公平问题，研究发现收入对医疗服务使用的不公平有很大影响，威海新医改模式显示医疗保障制度改革在很大程度上改善了这种不公平现象，使得收入水平较低的人能够更多地使用医疗服务。

杨红燕（2007）采用基尼系数、洛伦茨曲线从筹资公平、服务供给公平和健康公平 3 个方面对我国城乡居民的健康公平问题进行了定量和定性分析研究，发现实施新型农村合作医疗制度后显著提高了卫生筹资的公平性。

王志锋、张天（2009）运用 2007 年我国公共医疗卫生服务数据，采用离差值分析方法比较各省医疗卫生服务的情况，提出通过明确政府责任、完善财政转移支付制度和扩大覆盖面等措施缩小省际差异，实现医疗服务统筹发展。

谢垩（2009）利用 CHNS 数据，研究 1991～2006 年我国 18 岁以上个人的收入状况对健康不平等、医疗服务使用不平等的影响，发现收入因素、医疗保险因素对医疗服务使用不平等有显著影响，收入水平高的居民使用了更多的医疗服务资源，而且城乡居民的健康不平等问题有日趋严重的迹象，其中收入因素对城乡居民健康不平等的贡献率都高于 7%。此外，谢垩（2011）通过 Oaxaca 分解和 Fairlie 非线性分解技术，基于辽宁、黑龙江、山东、江苏、河南、湖北和广西等省市的城镇和农村样本数据来分析我国东部、中部和西部地区之间健康状况的差异，研究发现医疗资源（包括医生数量、医疗机构床位数量和卫生经费 3 个变量）对各地区居民的自评健康几率差异具有显著的影响。另外，谢垩（2011）还运用赫克曼两阶段模型分析慢性病费用对居民经济的影响，发现慢性病对居民医疗费用支出有显著正影响，并导致其每周工作时间减少，患者需要接受来自亲属的转移收入增加，而且发现经济收入水平较高的慢性病患者比收入水平较低的患者更易抵御慢性病的冲击，这说明我国卫生筹资仍有不公平的问题，他提出政府要适当干预卫生筹资。

袁兆康等（2010）采用随机抽样方法抽取了 5400 多户农民的数据，连续 4 年对样本数据进行调查然后进行纵向对比研究发现，参加新农合后，农户的两周患病率、半年慢性病患病率、两周休工（学）率逐渐下降；两周休工（学）天数及比率、两周卧床率、两周卧床天数的集中指数绝对值不断减少；除了半年慢性病患病率的集中指数和不平等的斜率指数绝对值上升之外，两周患病率、两周休工（学）、两周休工（学）天数的不平等斜率指数绝对值也不断降低，由此他们得出结论认为新农合对农民的健康产出的公平性具有积极影响，对健康水平具有积极推动作用。

瞿婷婷、申曙光（2013）采集 2008 年广州某市的微观数据运用两部模型测算发现参保机会均等能促进地区医疗服务利用均等化，但不能解决医疗利用不公平问题。

果佳、唐任伍（2013）基于省际差异和财政性社会保障投入与社会保障覆盖面间的不均衡发展状况进行分析，发现我国在包括医疗保障在内的社会保障支出方面存在省际间逆向分配趋势，提出通过调整财政转移支付、提高地方政府效率和鼓励社会力量参与等方式实现社会保障均等化发展。

邹文杰（2014）采用动态空间面板和门槛面板两种模型，分析医疗卫生服务均等化水平与贫困发生率之间的非线性空间联系，发现医疗服务均等化具有显著减贫效应，并具有空间外溢性；同时这种减贫效应存在门槛特征，随着经济发展水平的提高先提高后降低，随着公共卫生服务投入度和医疗保障水平的提高而不断提高。

2.1.3 医疗保障制度是政府干预医疗服务市场失灵的重要手段

医疗保险作为社会保险的一个项目，具有社会保险的强制性、互助共济性、福利性、社会性等基本特征。与此同时，由于疾病风险和医疗服务的特殊性，医疗保障制度又有着不同于其他社会保障制度的特点。首先，每个国家的卫生资源都是有限的，但患者对医疗服务的需求却是无限的，医疗保障服务供给与需求之间存在矛盾。其次，医疗服务机构、投保单位、被保险人和医疗保险机构等利益主体各不相同。疾病的发生、发展及结果都不能由个人来预测，而医疗费用的开支则会由于各利益主体认识的不一致而导致开支合理或不合理之争，利益的冲突客观存在。医疗服务机构既要获得经济收益又要维持自身的医疗服务声誉取得被保险人的信任；投保单位、医疗保障基金管理机构和医疗保险机构则想减少费用的开支或保持保费合理开支，以扩大医疗保障覆盖对象；被保险人则想尽量少缴纳保险金和自付费项目，同时得到满意的治疗效果。最后，医疗服务市场具有一定的垄断性，由于医疗服务专业性很强，一般患者缺乏医疗服务知识，无法知道自己患病的确切类型及治疗方法，因此无法得知医疗服务过程中每项检查及其费用是否必要及合理，由此就出现了医疗服务供给和需求不平衡的状态。

2.1.3.1　逆选择问题——医疗服务市场信息不对称产生的问题之一

医疗服务市场的逆选择问题是指被保险人与医疗保险机构之间由于对健康状况、保险产品等信息的不对称而产生的逆向选择问题，包括医疗服务机构与患者之间由于对医疗服务质量信息的不对称而引起的逆选择问题和投保人（患者）与医疗保险机构由于对投保人身体状况信息的不对称而导致的逆选择问题两类。

首先，医疗服务质量信息不对称导致逆选择问题。医疗服务市场上的医院等机构众多，患者很难得知这些医疗服务机构的真实服务质量和治疗效果，因此患者按照平均医疗服务质量水平支付医疗服务价格，并期望能享受平均的医疗服务，但是由于低质量水平医疗服务机构的存在，患者不能完全获得预期的医疗服务，因此，降低了可接受的医疗服务价格，此时高质量的医疗服务机构由于成本高等因素影响逐渐退出了市场，久而久之，随着患者不断降低可接受的医疗服务价格，医疗服务市场上就只剩下低质量水平的医疗服务机构了。可见，医患信息不对称引起的逆选择问题不但影响患者对整个医疗服务市场平均质量做出准确判断，而且降低了他们可接受的平均质量医疗服务所需支付的价格，导致提供高质量的医疗服务机构难以生存不得不退出市场的行为，最终降低了整个国家的医疗服务质量，影响了国民的整个健康水平。

其次，投保人身体状况信息不对称而导致的逆选择问题。尽管所有人都要经历生老病死这一自然过程，但是每个人患病的风险是不同的，有的患病风险概率较高，有的患病风险概率较低。由于疾病发生的不可预见性和损失的不确定性，医疗保险机构很难按照公平保险费率精确地区分患病风险概率较高和较低的人群，因此在实际中医疗保险机构是按照平均的患病风险概率和预期损失来制定平均医疗保险费率的。在投保过程中，投保人或被保险人可能通过隐瞒病史、带病投保、不履行如实告知义务等方式参保，这样患病风险概率高的人就能以低于其预期价格投保足额的医疗保险，因此，他们就更积极、更愿意参保相关的医疗保险项目，而患病风险概率较低的人就要支付高于其预期价格才能投保足额的医疗保险，因此他们就不愿意购买足额的医疗保险，由此在医疗保险市场上，患病风险概率较高的投保人就会驱逐风险较低的人群，医疗保险机构的投保人中患病风险概率较高人群的比重更大了，长此以往，人们面临的患病风险就很难被有效分散，医疗保险机构也会遭遇入不敷出的情况，影响其产品开发和产品保障功能，造成医疗保险供给短缺的情况。

诺贝尔奖获得者经济学家萨缪尔森指出，医疗市场中的医、患和第三方供给者之间的信息不对称状态，使购买医疗服务出现很大的风险和不确定性。医患信息高度不对称是医疗市场区别于其他市场的重要特征。

阿克尔洛夫（1970）分析了二手车市场交易中由于信息不对称产生的风险，他认为信息不对称导致的风险存在于各类市场中。之后，信息不对称问题逐渐引起经济学家的重视，目前经济学理论将信息不对称分为逆选择和道德风险两类。逆选择是指商品买卖双方由于自身对交易标的的品质、质量、内容等信息的不对称而导致的类似于"劣币驱逐良币"的现象。

罗斯柴尔德和斯蒂格利茨（1976）分析了信息不对称条件下保险市场的情况，提出投保人各自的风险概率对保险人而言是无法观察到的，风险概率一方面影响投保人各自的预期效用函数，另一方面也会影响保险人确定价格线，最终导致汇合契约（Pooling Contracts）驱逐分离契约（Separating Contracts）。

纽德克和波德泽克（1996）借鉴罗斯柴尔德—斯蒂格利茨模型（1976）的逆选择模型对医疗保险市场的逆选择问题进行了研究，指出政府机构对病人需求和意愿很难满足，重点研究存在逆选择问题下的商业医疗保险市场的监管问题。他们指出，如果忽略道德风险问题，商业医疗保险市场的无效是由于自由市场不能同时提供分离保险合同（Separating Contracts）和交叉补贴（Cross-subsidization）保险合同。为了解决商业医疗保险市场上的逆选择问题，政府可以采取的监管政策包括对竞争市场进行适当干预，或者像荷兰和德国那样建立中央基金来增加商业保险公司的竞争，逐渐在商业市场中引入交叉补贴合同。

卡萨斯诺瓦和方特（2005）通过对西班牙居民抽样调查发现，公共医疗保障获得的积极评价趋于稳定，购买私人医疗保险包括健康保险的人群具有两大特点：一是收入水平高于一般人群；二是逆选择问题严重，参保人几乎都有身体疾病问题。

我国学者国锋和孙林岩（2003）运用期望效用理论、预期理论和进入理论对医疗保险中出现的逆选择行为进行了详细的理论分析，指出商业保险公司可以通过开发群组保险、政府进行强制医疗保险或者给予补贴等方式控制医疗保险中的逆选择行为发生。

李敏敏和蒋远胜（2010）采集 2005 年四川省 21 个乡镇 556 个农村家庭的新农村合作医疗保险数据，运用罗斯柴尔德—斯蒂格利茨模型研究我国新农合制度运行中存在的逆选择问题，通过模型检验发现四川新农合医疗保险实施中确实存在逆选择问题，他们建议政府应该采取措施进行干预减少逆选择造成的不良后果。

2.1.3.2　道德风险问题——医疗服务市场信息不对称产生的问题之二

阿罗（1972）分析了不确定性理论在医疗保险领域的运用，提出医疗服务机构和疾病发生的不确定性会导致道德风险，医疗保险机构很难控制这一难题。道德风险是指人们的疏忽大意、不诚实、不负责任或违法的行为给社会带来损失的可能性。医疗服务市场的道德风险问题是指由于不诚实行为或企图，故意使风险事故发生造成损失结果，或扩大了损失程度；被保险人及其关系人或其他有关人员为谋取保险利益——保险赔款而有意识地制造风险，其结果造成损失事故或扩大了损失程度；保险的存在增加了因大意、不负责任或违法行为造成损失的可能性。

目前医疗服务市场道德风险问题比较突出的是医疗服务机构诱导医疗需求和投保人过度医疗。

首先，医疗服务机构诱导医疗需求产生的道德风险问题。由于疾病发生的不确定性和延续时间的不可预估性，投保人必须依赖医疗服务专业人员（例如各类医师、护士、专家等）的专业治疗才能恢复健康，而每种疾病治愈的方法不止一种，相同疾病由于患者体质不同所用相同药物的疗效和疗程也不尽相同，更何况治疗同种疾病的药物多种多样，因此医疗服务机构及其工作人员可能为了追求经济利益最大化而采用给患者开大处方、延长其住院时间、进行多项检查、使用昂贵的医疗器材来代替物美价廉的医疗器材、给患者开虚假医疗诊断等方法促使医疗服务供给增加，诱导医疗需求，人为地使医疗服务价格和医疗服务的数量上升，从而达到其盈利目的，由此造成了很多不必要的医疗费用开支，浪费了大量医疗资源，进而扭曲了医疗保险机构对投保人患病损失概率的估算。

其次，投保人过度医疗产生的道德风险问题。目前，很多国家医疗保障制度采用第三方付款人（医疗保险机构）支付的方式，从而使医疗保险机构将医疗服务机构和患者这对医疗服务市场上的供方和需方割裂开来，患者实际支付的医疗服务价格低于其接受医疗服务的全部费用，一方面会使投保人降低节约医疗资金的积极性，还会使其产生不看病就白缴保险费的错误想法，于是投保人所消费的医疗服务远远大于其实际需求量，产生了诸如"小病大养、小病贵养"的道德风险问题。另一方面，有了医疗保障制度来支付部分或全部医疗费用，参保人会觉得无后顾之忧，对自己的身体状况关心程度降低，或者进行有损于健康的活动等，这些道德风险问题都会改变疾病风险发生的概率和频次，使得参保前后的损失概率发生差异，医疗费用增长影响整个社会医疗保障的效果。

费尔德斯坦（1973）估计了不同参数下美国家庭过度医疗保险所引起的福利损失和收益问题，其研究表明，如果降低医疗保险覆盖率，风险增加导致的效用损失大于低价和减少过度医疗检查造成的效用损失值，如果通过逐步提高平均共保率来减少过度保险，那么能够增加福利收益。

克朗德克和麦考马克（1999）通过研究发现凡是拥有补充医疗保险的人群在利用医疗服务等资源的数量和价格方面都高于没有补充性医疗保险的人群，他们认为除了商业医疗保险能够为客户提供高质量高层次的医疗服务之外，难以避免参保商业医疗保险等补充性医疗保险的人群滥用医疗资源，即存在参保人的道德风险问题。

我国学者丁继红和朱铭来（2004）从经济学角度分析医疗服务市场上的道德风险、诱导需求对医疗费用增长的影响，阐释了医疗保险制度在控制道德风险方面的优势，提出我国要加强发展商业健康保险，实现商业医疗保险与社会医疗保险两者有效衔接，如此才能既分散风险又能较好地控制道德风险，防止医疗服务资源的过度消费。

王锦锦和李珍（2007）对医疗保险市场上供给方和需求方的道德风险进行了理论分析，同时指出产生道德风险的源头在于医疗保险市场上的第三方支付制度和不健全的价格补偿机制，最后他们提出要从需求方、供给方和医疗服务机构3个方面采取措施建立约束机制来防止道德风险的发生。

范涛(2011)通过运用2×2方格分析法和Probit模型对2000年和2006年我国新农合参保数据分析研究新农合政策实施效果，研究发现2006年新农合的参保者对自身健康状况评价明显低于2000年，新农合显示出了积极的健康影响，但是农民的道德风险可能会不断增加。

2.1.3.3 医疗服务市场面临市场失灵的困境

医疗服务市场失灵问题产生主要是由于公共产品外部性原因引起的和医疗保险机构进行风险选择而引起的。

首先，纯公共产品是指消费不具有排他性和竞争性的商品，这是与私人物品相对的定义。准公共产品是指一定程度上具有非竞争性或非排他性的公共产品，介于纯公共产品和私人物品之间。按此定义，医疗服务是一种准公共产品，因为无论是否意识到医疗保险购买的必要性，每个人的一生都面临着疾病风险需要接受医疗服务，而全社会的医疗资源是有限的，当有人接受医疗服务时，其他人能够享受的医疗服务量就会减少。目前，世界上绝大多数国家为了国民健康安全，都实施了不同种类的疫苗免费接种项目，流行病以及传染病的监测项目等，其中很多都是由政府支付大部分费用，个人仅需自付较小比例甚至是免费的，因为此类疾病如果不及时治疗就会迅速蔓延至全国，例如传染性非典型肺炎（SARS）、登革热、流感和结核病等全球性传染病。类似的医疗服务很难由医疗服务机构免费或者低成本提供，这时医疗服务市场就产生了市场失灵的问题，必需由政府干预才能满足全社会成员的健康需求。

其次，医疗保险机构进行风险选择产生了市场失灵问题。在医疗服务市场上，目前实施全民免费医疗保障制度的国家较少，绝大多数国家的医疗保障制度是需要参保人首先缴纳医疗保险费才能享受服务，如果单纯依靠市场来提供医疗供给，这就将低收入人群或者"因病致贫""因病返贫"的人群和儿童等群体拒之门外；另外，医疗保险机构为了实现利润最大化目标，可以通过体检等方法将老、弱、病、残等人群排除在医疗保障范围外，减少承保风险发生的概率和频次，即选择低风险投保人且排除高风险投保人，这必将造成健康状况差或收入较低的人群得不到必要的医疗服务，影响整个社会的公平性。

因此，为了解决医疗服务市场的信息不对称和市场失灵问题，政府要对其进行必要的干预，保障每个社会成员的权益，维护社会的公平性。

我国学者祝向军、金兆新（2002）对我国医疗保险市场交易中存在的信息不对称问题进行了详细分析,指出由于存在不对称信息问题，医疗保险市场的参与人（包括保险人和投保人）以及医疗服务机构的行为将会改变投保人的疾病风险损失概率，进而改变了交易均衡，影响了保险人有效供给医疗保险产品，最终导致医疗保险市场失效，他们提出医疗保险不能完全依靠市场自由供给，必须有政府的参与和支持。

2.2　效率理论

经济学就是研究在假设各种社会资源稀缺的情形下，如何有效配置资源、生产各种产品以满足人们需求的学科，效率是其研究的核心问题。经济发展"效率优先论"在二战后曾盛行一时。当时西方主要国家经济增长缓慢，很多经济流派如理性预期学派、货币主义学派、供给学派等都针对当时的经济发展现状分析经济低速增长的原因并提出了不同的改革措施，但大都主张政府放松管制，强调经济发展要注重效率，效率优先于公平。关于效率高低的评价标准目前最常用的是帕累托最优。

2.2.1　效率的经济学理论

2.2.1.1　效率的含义

《辞海》将效率定义为消耗的劳动量与所获得的劳动效果的比率。从经济学角度看，可以理解为投入劳动量的消耗与产出劳动成果之间的比率，即投入与产出的比例关系。

经济活动中的效率包括宏观效率和微观效率。宏观效率是指分析整个经济的全部生产资源与所有人的经济福利水平之间的对比关系。我们通常说的经济效率大多是微观效率，用生产效率来表示，就是指既定收益下的最小投入成本曲线。要实现生产效率，就要考虑投入生产要素和产出之间的关系，也就是技术效率，即成本一定的情况下收益最大化，或者收益一定的情况下成本最小化。迈克尔·法雷尔（1957）通过建立线性规划模型解出了生产投入的边界，并将效率分解为技术效率（Technical Efficiency，简称 TE）和配置效率（Allocative Efficiency，简称 AE）。其理论假设为某厂商投入两种生产要素 X_1 和 X_2 生产一种商品 Y，如图 2.1 所示，曲线 SS'表示厂商在完全效率时的等产量线，由此生产效率可以被划分为技术效率和配置效率，其中技术效率表示投入要素能生产的最大产出能力，配置效率则是在生产要素价格一定的情况下，生产既定产量需要投入的最佳要素组合比例。

厂商的生产效率=技术效率×配置效率

$$=(OB/OD)×(OA/OB)=OA/OD$$

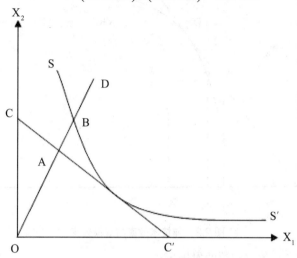

图 2.1　技术效率与配置效率

法尔和洛弗尔（1978）将法雷尔的效率概念扩展为 3 个组成部分，即技术效率、配置效率和规模效率。他们假设厂商投入一种生产要素（X）生产一种商品（Y），CRS 和 VRS 分别表示厂商的规模收益不变生产边界和规模可变生产边界。假设一定时期厂商在规模报酬不变的技术水平生产是最优的。厂商实际在 A 点生产，相对于 VRS 的生产边界，就是纯技术效率。规模效率就是 CRS 生产边界相对于 VRS 生产边界的比率，如图 2.2 所示。由此可以得知：

技术效率=纯技术效率×规模效率

$$=(EB/EA)×(EC/EB)$$

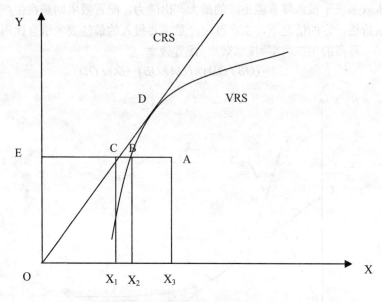

图2.2 纯技术效率与规模效率

2.2.1.2 效率理论的发展历史

在人类经济社会发展过程中,效率与公平相伴,关于两者在经济社会中孰重孰低的争论一直是重要的研究课题。事实上,关于效率的研究大致经历了3个阶段。

第一阶段是 19 世纪末 20 世纪初的公平优先观点,其代表包括国家干预学派、新古典综合学派和福利经济学派等。他们主张公平优先论,即在处理效率与公平之间的关系时,主张公平作为衡量分配的标准。这与当时西方主要资本主义国家社会两极分化严重、社会不平等问题突出的背景相适应,他们认为自由市场机制虽然具有资源配置作用,但是在先天禀赋具有较大差异时,市场机制难以实现符合现代社会要求的公平分配,尤其是收入分配方面的巨大差异不但对人自身,也对社会稳定及人类生存构成了极大威胁,因此主张通过税收政策、消费补贴、推动社会福利事业发展等措施由国家干预实现收入分配的均等。

第二阶段是二战后的效率优先观点，其代表是新自由主义经济学派、货币主义学派和供给学派等。二战后西方主要资本主义国家经济低迷，政府干预经济效果不明显，于是这些学派强调应该充分发挥自由市场机制和私人企业经营机制的优势，反对政府干预再分配和收入均等化。新自由主义学派提出政府的立法、行政和税收干预打击了人们的积极性；货币主义学派认为效率应优先于公平，公平应该是机会公平，而不是结果公平；供给学派提出公平效率论，即他们认为有效率才有公平，主张政府放松管制，加强市场配置作用，提出市场规则公平、机会公平、效率优先。

第三阶段是 20 世纪 70 年代流行的公平与效率并重观点，其代表是阿瑟·奥肯，他认为公平与效率之间可以调和，当不可调和时，必须在公平与效率之间做出选择，选择的前提是必须以公正为尺度，他主张在充分发挥市场机制作用的前提下实现效率与公平的统一。

2.2.2 主要经济学家关于效率的观点

2.2.2.1 亚当·斯密关于效率的观点

古典经济学的代表人物亚当·斯密认为分工能够促使劳动效率的提高，他提出分工使得每个工人熟练程度提高，节约了转换工作之间的损失时间，大量的分工使每个工人完成的工作数量大幅增加，由此得出分工能使相同数量的工人完成更多的工作数量，有效提高了企业的生产效率，使各个行业的产量不断增长，这在一定程度上说明分工和专业化是推动整个社会经济增长的动力。这就是古典经济学的核心思想之一，即社会分工对经济增长具有促进作用。之后的新古典经济学的观点认为只要企业的生产要素配置确定，那么它的效率就确定了，因此只要企业实现生产要素配置最优就可以实现效率最优，其研究重点是资源配置效率问题。

2.2.2.2 莱宾斯坦的 X 效率

1966 年美国经济学家莱宾斯坦首次提出 X 效率概念，其核心观点是没有实现所有企业生产成本的最小化，也就是说只有部分企业是在其生产可能性边界上生产。X 代表来源不明的非配置（低）效率。其理论假设主要是：

第一，个人是消费和生产决策的主体。他认为个人行为是经济分析的起点，社会经济活动是个人行为及个人行为的总和。企业是由工人组成的，企业的最终目标不等于工人的个人目标，因此个人组成的集合的行为不等于个人的行为，但是受个人行为的影响。

第二，个人在经济生活中具有选择性理性。莱宾斯坦提出，个人不具有完全的理性，在复杂的生活环境中个人不完全按照理性原则做出经济行为，个人的理性程度与其个性等有关系。

第三，劳动合约非完全性假设。莱宾斯坦提出经济活动中劳资双方签订的劳动合同虽然明确了支付给职工的报酬和工作时间等，但却很难精确地衡量工人的努力程度，也无法规范工人所有的工作行为，即存在人努力程度的偏差。工人工作的努力程度与企业的最终目标会有不一致，工人从劳动中获得的满足程度与其努力程度有关，如果缺乏适当的激励和压力，工人就会出现惰性导致劳动生产率低下，于是就有了 X 效率并会加强。

第四，生产函数不是已知的或已经确定的。莱宾斯坦认为企业不能总是预估出既定投入和投入组合比例得到的产出数量。生产函数是一个区间，而不是一条曲线。

因此，X 效率与传统的经济效率相对应。传统的厂商理论忽略了垄断企业架构复杂，所有权与经营权分离导致其并不以追求最小成本为目的。在完全竞争假设下，传统的企业都被假设在最低成本的理想化条件下进行最大化的生产，商品价格等于边际成本，市场机制精准地配置资源来生产商品。与其对应的是，垄断企业商品价格高、产量小，其价格远远高于其边际成本，它所使用的资源价值远大于其机会成本，市场将过多的资源配置给垄断企业，这就造成了低效率，即 X 效率。

2.2.2.3 阿瑟·奥肯关于效率的观点

阿瑟·奥肯从平等与效率权衡的角度来阐述其对效率的看法。他认为效率是在投入人力、机器、厂房以及矿物资源和土地一定的情况下能够实现各类不同商品和服务生产的最大化。如果整个社会在投入不变时，能通过新方法生产更多的产品并且不减少其他产品，那就可以认为效率提高了。对于所有国民而言，只要增产的商品数量在他们可承担的购买力范围内，那么这种效率的提高就意味着"越多越好"。

奥肯认为国民的权利是平等的，美国市场经济的发展表现出对效率的不断追求，但是追求效率不能牺牲每个国民的权利，他认为"生存权利必不可少。要想维持每一个社会成员的尊严，必须有一种起码的生存条件——最低限度的营养水平、医疗保健和其他生活必需品"。

奥肯认为平等和效率之间是可调和的，根据是否能为另一方增加收益或者获取其他有价值的社会目的为条件，可以为了效率放弃一些平等或是为了平等牺牲一些效率。奥肯通过"漏桶试验"，检验人们对不同收入水平的态度，并提出采用向高收入者征税补贴低收入者的"填桶"方法来填充经济发展中出现的收入不平等现象，但是征收的税款在向低收入者转移的过程中由于管理费用等因素发生了漏失，即低收入者不能完全获得高收入者给予的补贴，这种漏失意味着效率的损失。对此，奥肯提出国家要增大对低收入阶层的援助，这样既可以减少效率损失，也可以增加国民之间的平等。

2.2.2.4　帕累托关于效率的观点

帕累托假设理想的市场经济中，个人都是"理性经济人"，在一定的购买能力下以满足效用最大化为目标，当资源分配没有帕累托改进的机会时，就达到了帕累托最优，也就实现了帕累托效率。帕累托改进是指资源分配过程中，在不使任何人状况变坏的情况，能够让至少一个人变得更好。我们通常认为经济实现了帕累托最优就是有效率的，如果经济中存在帕累托改进的机会，就认为现有的资源配置是帕累托无效的，将帕累托最优作为衡量资源配置效率的标准。判断经济是否实现了帕累托最优，必须同时满足3个条件：首先是交换最优条件，即当经济中两个消费者消费两种商品的边际替代率相同，个人不能从中获得额外收益；其次是生产最优条件，即两个厂商要在生产最大边界上生产，投入的两种生产要素的边际技术替代率相同；最后是生产和交换的最优条件，即厂商要在生产的边界上生产产品，两种产品的边际替代率必须等于厂商生产它们的边际产品转换率。经济学已经证明，在完全竞争市场达到长期均衡时，能够同时满足上述 3 个条件，也就实现了帕累托最优，即帕累托效率。

虽然帕累托最优经常用于经济学福利大小的判断，但是帕累托最优以效用是否还有帕累托改进机会为福利改善判别准则，也具有一定的局限性：第一，消费同一种商品对每个人的效用满足程度不能排序进行比较大小，也不能加总求和，因此帕累托标准的适用性受到了限制。第二，帕累托最优要在完全竞争市场环境下才能成立，没有考虑公共产品、交易费用和生产外部性等市场失灵的情况，因此不能用于公共产品的效率评价。第三，帕累托最优理论假设制度和技术不变，才能满足，因此很难用于制度构建和变迁的效率评价。

2.2.2.5 保罗·萨缪尔森关于公共产品效率的观点

不同于其他经济学者局限于私人消费品的研究，保罗·萨缪尔森（1954）系统阐述了公共产品及供给最优化的条件，他指出公共产品就是任何一个个人的消费都不会减少其他个人消费这类产品，也就是每个人消费的公共产品的数量都等于其他人消费的公共产品的数量，同时他认为由于公共产品具有"外部经济性"和"联合需求"特点，所以很难计算出公共产品的最优产量，可以采用"投票"或者"信息显示"的方式来决定其产量。

萨缪尔森（1958）正式使用公共产品一词，在论文中他提出：公共产品的有效边界点必须满足所有人对公共产品和私人产品消费的增量边际替代率要相等；最优边界点必须满足可转让私人物品的一次性再分配等于其边际社会效应。萨缪尔森虽然给出了公共产品供给的最优条件，但并没有完成其数理表达式的推导。

之后，濑户康（1965）在萨缪尔森公共支出纯理论的基础上，分 3 种情况推导公共产品的最优供给条件：首先他假设公共产品和私人产品都是由私人产品作为投入要素生产的，生产的最优条件是私人产品的技术替代率等于公共产品的技术替代率。然后，濑户康假设公共产品是中间产品用于投入要素来生产私人产品，推导得出最优的生产条件除了要满足公共产品的技术替代率等于私人产品的技术替代率之外，还要考虑利用公共产品进行生产所涉及的税收问题。最后，濑户康考虑了经济中的普遍现象，即公共产品既被用于中间产品也被用于最终消费品的情况，经过推导他发现最优的生产条件同样要满足公共产品的技术替代率等于私人产品的技术替代率。除此之外，还要考虑公共产品作为消费品和中间产品能够带来的税收益处。

2.2.3　效率的研究方法

法雷尔提出的生产前沿面（Production Frontier）方法常被用于衡量效率大小，这种方法利用生产理论中关于厂商追求利润最大化的假设，提出为了实现利润最大化或者成本最小化，厂商都希望能够在利润最大化的这种生产可能性条件下进行生产，根据已有的投入要素或者投入要素组合及其产出值，确定所有可能的生产边界，也就是生产前沿面，但是厂商实际上往往难以在这个前沿面进行生产。

目前，关于借助生产前沿面理论来评价效率的方法主要有参数法和非参数法两种。参数法必须要建立具体的生产前沿函数，利用多元分析技术，确定生产前沿函数中的待估参数，然后计算最小理论成本与厂商实际成本之间的比值或者是计算厂商实际利润与理论最大利润之间的比值的一种效率方法。常用的生产函数主要有 Cobb-Douglas 函数、Translog 函数等。通常研究者需要设定较多的假设条件来构建具体的生产函数形式，客观上需要大量的观测值，因此这种方法对数据的要求较高，考虑的数据问题及估算过程中的随机误差问题，能够方便地检验结果的显著性。按照假设生产前沿函数中无效率分布的不同，参数法一般分为随机前沿法（Stochastic Frontier Approach，简称 SFA）、自由分布法（Distribution Free Approach，简称 DFA）和厚前沿法（Thick Frontier Approach，简称 TFA）。

非参数法的核心是利用线性规划技术及对偶原理直接运用实际投入产出数值，通过对投入产出指标的组合分析，估测位于生产前沿面的相对效率，这种方法使用比较方便简单，这种方法不限定效率前沿的情况，也不需要确定具体的生产函数形式，不受数据量的影响，能够直观地发现被估算主体之间投入产出数量上的差距，并进行效率的比较提出改进的方法，但是非参数法没有考虑数据本身的问题及其估计过程中的随机误差问题，也不能检验结果的显著性。非参数法主要包括数据包络分析方法（Data Envelopment Analysis，简称 DEA）和自由处置包方法（Free Disposal Hull，简称 FDH）。下面我们主要介绍 DEA 非参数法和 SFA 参数法两种前沿面效率研究方法。

2.2.3.1 DEA 研究方法

DEA 方法是以相对效率概念为基础、以凸性分析和线性规划为工具的效率评价方法。在其分析计算中，效率前沿是通过连接所有最佳生产观测值形成的分段曲线组合，得到一个凸性生产可能性集合，最佳生产观测值的集合作为前沿囊括了全部观测值，它的效率值最高，其余决策单位以及线性组合在投入确定的情况下不能生产出更多的产出，或在产出确定的情况下使用更少的投入，实际上 DEA 就是根据对各决策单元（Decision Making Units，简称 DMU）测算的数据，评价各个 DMU 的相对效率，也就是判断 DMU 是否位于生产前沿面上，即通过实际产出与生产前沿面函数所显示的理论产出之比就可以得到效率值。根据生产规模报酬是否固定的假设条件，DEA 包括生产规模报酬不变（Constant Return to Scale，简称 CRS）的 DEA 前沿面和生产规模报酬可变（Variable Return to Scale，简称 VRS）的 DEA 前沿面两种情况。

法雷尔（1957）假设生产规模报酬不变，使用类似于线性规划的方法求解线性联立方程式来评估了美国各州农业的效率，开启了线性规划方法用于求解效率的大门。之后，查尼斯、库珀和罗德（1978）讨论了 CRS 情况下，评价决策单元的效率问题，并在其论文中首次使用了数据包络分析方法（Data Envelopment Analysis，简称 DEA）一词。班克、查尼斯和库珀（1984）进一步拓展了原有的研究成果，从经济理论出发，推导出了 VRS 情况下效率的评价计算方法。常用的 DEA 效率方法包括查尼斯、库珀和罗德效率模式（简称 CCR 效率模式）与班克、查尼斯和库珀效率模式（简称 BCC 效率模式）。

首先是 CCR 效率模式。CCR 模式就是假设生产过程当规模报酬不变，即当投入量以等比例增加时，产出也应以等比例增加。在实际使用 DEA 评价各决策单元的效率时，我们可以从投入角度和产出角度两方面来进行测算。

在投入导向的 CCR 模式中，投入导向就是假设产出水平固定的情况下，应该使用多少投入要素才能使生产有效。查尼斯（1978）在单投入、单产出假设下，推导出效率=产出的加权组合/投入的加权组合。在多投入、多产出的假设情形下，利用线性规划方法，CCR 模式可以写成：

$$\text{Max} h_k = \sum_{r=1}^{s} u_r Y_{rk}$$

$$\text{s.t.} \quad \sum_{i=1}^{m} u_i X_{ik} = 1 \tag{2.1}$$

$$\sum_{r=1}^{s} u_r Y_{rj} - \sum_{i=1}^{m} v_i X_{ij} \leqslant 0, j=1,2,\cdots,n, \quad u_r, v_i \geqslant \varepsilon \geqslant 0,$$
$$r=1,2,\cdots,s, \quad i=1,2,\cdots,m$$

其中，X_{ij} 表示决策单元 j 投入第 i 项生产要素的数量，Y_{rj} 表示投入第 r 项产出量，u_r、v_i 分别表示第 r 个产出项与第 i 个投入项的权重，n 为决策单元的个数，m 为投入要素的个数，r 为产出项的个数，ε 为一个极小正数。

除了投入导向的 CCR 效率模式，CCR 效率还有产出导向形式，就是在相同投入要素时比较各决策单元的产出状况，即产出导向效率。采用线性规划的形式形成产出导向效率可写成：

$$\text{Min} \frac{1}{g_k} = \sum_{i=1}^{m} v_i X_{ik} \quad (g_k \text{为产出效率})$$

$$\text{s.t.} \quad \sum_{r=1}^{s} u_r Y_{rk} = 1 \tag{2.2}$$

$$\sum_{i=1}^{m} v_i X_{ij} - \sum_{r=1}^{s} u_r Y_{rj} \geqslant 0, j=1,2,\cdots,n, \quad u_r, v_i \geqslant \varepsilon \geqslant 0,$$
$$r=1,2,\cdots,s, \quad i=1,2,\cdots,m$$

CCR 的产出导向模式和投入导向模式在具体使用过程中可以根据数据量大小和方便程度写成比率型模式，或者是上述线性规划方法的数理基础模式，亦或是利用对偶原理将其推到成对偶模式。

其次是 BCC 效率模式。CCR 模式是一种较理想的模式，实际生产过程中可能会出现规模报酬递增或者规模报酬递减的情况，班克等人 1984 年推导出了衡量技术效率和规模效率的 BCC 模式，就是考虑了前述规模报酬可变的情况。BCC 也可以从投入角度和产出角度两方面来测算。

在投入导向的 BCC 效率模式中，厂商的生产过程为规模报酬可变时，其生产前沿面由折线段连接而成。通过修正（2.1）式可得到投入导向的 BCC 线性规划模式。

$$\text{Max} h_k = \sum_{r=1}^{s} u_r Y_{rk} - u_o$$

$$\text{s.t.} \quad \sum_{i=1}^{m} v_i X_{ik} = 1 \tag{2.3}$$

$$\sum_{r=1}^{s} u_r Y_{rj} - \sum_{i=1}^{m} v_i X_{ij} - u_o \leqslant 0, j = 1, 2, \cdots, n, \quad u_r, v_i \geqslant 0$$

$$r = 1, 2, \cdots, s, \quad i = 1, 2, \cdots, m, \ u_o \text{ 无正负限制。}$$

式（2.3）与式（2.1）的差别是前者多了 u_o 项，这相当于函数的截距项，意味着该厂商的生产量可以不从零点开始，由于其生产前沿面是由折线段组成，所以当 u_o=0 时，厂商在规模报酬不变生产前沿面的折线段上生产；当 u_o 为正值时，厂商在规模报酬递减生产前沿面的折线段上生产；当 u_o 为负值时，厂商在规模报酬递增的生产前沿面折线段上生产。

在产出导向的 BCC 效率模式中，厂商在相同投入要素的情况下，比较产出情况的效率值被称为产出导向的效率。其线性规划模式可表达为：

$$\text{Min} \frac{1}{g_k} = \sum_{i=1}^{m} v_i X_{ik} + v_o$$

s.t. $\quad \sum_{r=1}^{s} u_r Y_{rk} = 1$ $\qquad$ (2.4)

$$\sum_{i=1}^{m} v_i X_{ij} - \sum_{r=1}^{s} u_r Y_{rj} + v_o \geqslant 0, \ j = 1, 2, \cdots, n, \ u_r, v_i \leqslant \varepsilon$$

$r = 1, 2, \cdots, s, \ i = 1, 2, \cdots, m, \ v_o$ 无正负限制。

通过 v_o 的数值我们能够得出产出导向情形下的生产函数位置,当 v_o 等于 0 时,表示生产的规模报酬固定;当 v_o 小于 0 时,厂商属于规模报酬递增;当 v_o 大于 0 时,厂商属于规模报酬递减。

类似于 CCR 模式,我们可以根据研究的具体情况选择使用比率型 BCC 模式、线性规划型 BCC 模式,或者利用对偶原理推导出对偶 BCC 模式。

DEA 效率方法相对于其他效率评估方法,无需考虑投入产出指标的量纲,能够较方便地处理多投入、多产出的决策单元的效率测算问题,而且不但能够测算出各个决策单元自身的效率,还能够综合评价所有决策单元之间相对效率大小,从而通过改善投入和产出指标来达到改进效率的目的,从而进一步得出提高效率的建议和方法。

2.2.3.2 SFA 研究方法

有关效率的随机前沿面分析方法是由艾格纳、洛弗尔、施密特(1977)和缪森,范登布洛克(1977)几乎同时提出的。其中,艾格纳、洛弗尔、施密特(1977)基于生产函数 $y_i = f(X_i; \beta) + \varepsilon_i$(其中,$y_i$ 是产出,X_i 是投入要素,β 是待估参数,ε_i 表示误差项)推导 SFA 分析方法,他们与前人研究的不同之处在于假设误差项 $\varepsilon_i = v_i + u_i (i = 1, 2, \cdots, N)$。其中,$v_i$ 表示对称分布的随机误差部分,它服从独立的 $N(0, \delta_v^2)$ 分布,其值可能大于 0、等于 0 或者小于 0,表示由于机器、天气状况等造成的误差;u_i 的分布独立于 v_i,表示单侧分布的无效率部分,即可能是厂商的生产过程偏离了其控制导致产品质量较差,造成了诸如技术无效率和经济无效率的情况,其取值是小于等于 0。缪森、范登布洛克(1977)结合了柯布—道格拉斯生产函数（C-D 生产函数）：

$$y_t = A \prod_j x_{t_j}^{\beta_j} k_t \mu_t$$

其中，$k_t = e^{-Z_t}$，表示效率，取值范围是[0,1]；$\mu_t = e^{-v_t}$，表示随机误差项；x_t、k_t、μ_t 之间是相互独立的。

该模型提出，效率模型中的误差项是一个复合项，由"真正的"误差项和无效率数值组成，基于随机分布原理推导了 Z 在不同取值下能够得到的效率值。可见，效率的 SFA 分析方法必须要首先通过计量回归方法估计一个具体的生产函数形式，然后分解估计的回归误差项，根据对其误差项的假设得出效率值的大小，这也是 SFA 方法与 DEA 方法之间的主要区别：SFA 方法假设生产函数的误差项由无效率部分和"真正的"误差部分组成。无效率部分越小，说明厂商的效率越高；反之，无效率部分越大，意味着厂商的效率越低。常用的生产函数包括 C-D 函数和超越对数生产函数。

C-D 生产函数是 SFA 常用的生产函数。经济学中应用非常广泛的 C-D 生产函数常被用于效率的测算，实际应用中可以从产出导向和投入导向两个角度来构建基于 C-D 生产函数的效率模式。

产出导向就是在相同投入要素水平下比较各决策单元的产出状况，称为产出导向效率。我们假设规模报酬是可变的，由此 C-D 生产前沿面的线性规划表达式可表示为：

$$\text{Min} \left\{ \sum_{k=1}^{K} \left(\beta_0 + \sum_{n=1}^{N} \beta_n \ln x_n^k - \ln u_k \right) \right\}$$

$$\text{s.t.} \quad \beta_0 + \sum_{n=1}^{N} \beta_n \ln X_n^k - \ln u_k \geqslant 0, k = 1, 2, \cdots, K, \quad \sum_{n=1}^{N} \beta_n = 1 \quad (2.5)$$

其中，X 表示厂商的 n 个投入要素，u 表示实际产出量，β 表示待估的参数值。通过求解我们能够得到：

技术效率=纯技术效率=$u_k^V / u_k = e^{\varepsilon_k^V}$

规模效率=$u_k^C / u_k^V = e^{(\varepsilon_k^C - \varepsilon_k^V)}$

配置效率=规模效率×纯技术效率

基于 C-D 生产函数的投入导向的效率模式。投入导向就是假设在产出水平固定的情况下，应该使用多少投入要素才能使生产有效。同样，给出规模报酬可变条件下的线性规划表达式：

$$\text{Min}\left\{\sum_{k=1}^{K}\left(\beta_0 + \sum_{n=1}^{N}\beta_n \ln x_n^k - \ln u_k\right)\right\}$$

$$\text{s.t.} \quad \beta_0 + \sum_{n=1}^{N}\beta_n \ln X_n^k - \ln u_k \geqslant 0, k=1,2,\cdots,K, \quad \sum_{n=1}^{N}\beta_n = 1 \quad (2.6)$$

通过求解上述线性规划模式，我们也可以得到：

技术效率=纯技术效率$=e^{\ln x_1^V(k) - \ln x_1(k)}$

规模效率$= x_1^C(k) / x_1^V(k)$

配置效率=规模效率×纯技术效率

超越对数生产函数也是 SFA 常用的生产函数。在经济学家索洛提出了技术进步对经济增长贡献的"余值法"，也就是全要素生产率=产出的平均增速－资本产出弹性×资本平均增速－劳动力产出弹性×劳动力平均增速的经济理论的基础上，如何构建生产函数反映生产技术成为经济学家争相探讨的焦点问题。克里斯滕森、乔根森和刘遵义（1973）提出了超越对数生产函数（Translog Production Frontier），仅考虑资本和劳动力两种投入要素的表达式为：

$$\ln Y = \beta_0 + \beta_K \ln K + \beta_L \ln L + \beta_{KK}(\ln K)^2 + \beta_{LL}(\ln L)^2 + \beta_{KL}\ln K \cdot \ln L$$

实际使用过程中，我们可以根据厂商理论选择构建成本模型或者利润模型具体测算其成本效率和利润效率。超越对数生产函数与 C-D 生产函数相比，前者没有单位替代弹性为 0 或者 1 的强假设。另外，前者能够方便地转换成 C-D 生产函数或者不变替代弹性生产函数模型，能够避免由于生产函数选择不当造成的分析估计误差。

2.3 有关医疗保障制度效率的文献综述

2.3.1 医疗保障制度效率的含义

克里斯托弗·安德烈等人（2010）根据 29 个 OECD 国家医疗保障制度面临的成本压力，提出医疗保障支出效率就是在考虑生活方式和社会经济因素的条件下，衡量医疗保障的费用支出对预期生命的贡献。

2.3.2 国外关于医疗保障制度效率的研究状况

埃文斯等人（2000）运用 FDH、DEA、修正的最小二乘法（Corrected Ordinary Least Squares，简称 COLS）、随机前沿截尾正态分布和固定效应面板数据模型分别估计了 191 个国家的健康生产前沿面，通过比较发现，利用固定效率面板数据的超越对数模型能够更好地在分析中将随机误差项分离出来，更贴近真实情况，研究者选取的产出指标是失能调整后的期望寿命（Disability Adjusted Life Expectancy，简称 DALE），投入指标是人均医疗费用支出，即将其视为医疗保障制度的物质投入，估算出 191 个国家医疗保障制度的效率值，并对其进行了排序。埃文斯等人特别说明了选择健康生命预期作为产出的原因，通常投入为 0 会导致产出为 0，但即使没有医疗制度、没有医疗支出，人类也是有健康的。医疗保障制度的最终目的是为了提高人们的健康水平，延长他们对健康生命的预期，因此通过对生命预期值进行加权调整后[1]将健康生命预期值作为产出指标。

威廉·格林（2004）指出由于没有考虑所选样本国家制度本身存在的异质性，以往关于医疗保障制度效率的研究存在问题，所以他利用 1993～1997 年世界卫生组织（WHO）的数据，选取的产出变量有 DALE 和 5 个健康目标组合衡量指标（Composite Measure of Success in 5 Health Goals），利用包括基尼系数、人口密度、公共医疗保险覆盖率、人均 GDP 等 8 个指标在内的投入指标（能够反映各国经济人口等方面的异质性）构建了面板数据模型来衡量医疗保障制度的无效性，研究结果发现公共医疗保障不会造成健康生产的无效性，收入水平对健康生产的效率影响较大，他在考虑了样本数据异质性后得出的结论与埃文斯等前人研究结果差异较大。

彼得·科茨恩（2009）认为目前医疗保障制度效率估算的方法存在问题。问题一是健康水平除了受医疗保障制度的影响外，还受到各国人民生活方式及政治等因素的影响，如何从众多影响因素中分离出医疗保障制度对健康水平的贡献是面临的难题之一。问题二是彼得认为由于医疗服务的特殊性，测算医疗保障制度的生产效率要更多关注其生产过程，而不是所取得的结果。他认为测算国家医疗保障制度的效率就是衡量其医疗保障制度投入资金是否比其他国家更具有生产性。他借鉴了格林关于医疗保障制度效率衡量方法中关于异质性和效率的观点，根据数据的适用性选择了美国、意大利等 23 个 OECD 国家从 1984～2003 年的数据为样本，选取的因变量是未加性别权重的期望寿命值，自变量包括教育、GDP、人口特征（用 65 岁以上老年人口表示）、生活方式（以吸烟、喝酒人口比例来表示）和医疗服务的可得性（医疗保险的参保率来表示）。另外，为了估算各国医疗保障制度的效率，还添加了国家这一虚拟变量，构建了健康生产函数分别采用线性模型和对数模型进行实证分析，研究发现澳大利亚、德国、瑞士等国家的医疗保障制度在两种模型测算下都是有效的，另外还发现国

---

① 埃文斯等人认为生命预期值的权重在[0,1]之间，完全健康（Full Health）权重是 1，他们分别对富裕国家和贫穷国家给予不同权重调整其生命预期值，从而得到健康生命预期（Healthy Life Expectancy），总体上疾病等原因会导致他们的生命预期值比完全健康要少5～11 年。

家生活方式的改变比医疗保障制度效率提高对健康水平的影响更高，政府试图通过政策改革来提高医疗保障制度效率的作用被高估了。

劳里、贝特·坎卡纳·慕克吉和莱克德·桑泰尔（2010）根据传统经济理论认为由于存在道德风险，医疗保障制度会导致健康生产出现无效率的情况，他们选择2002～2006年美国60个大都市共300个样本数据，采用两步分析方法衡量医疗保障制度的效率。第一步是运用 DEA 方法估算健康生产的效率值，选取的产出指标是用健康良好的人口比例来表示健康值，投入指标包括行为指标和医疗投入种类。其中，行为指标包括不喝酒的人口比例、不抽烟的人口比例、最近一个月锻炼身体的人口比例、不超重或肥胖的人口比例和65岁以上老年人及接种流感疫苗的人口比例。医疗投入指标包括患者住院时间和门诊次数。第二步是采用多因素回归分析医疗保障制度与健康生产效率之间的关系，研究得出的结论是医保覆盖率与健康生产效率之间呈显著不为零的负相关关系（-0.0025），这说明医疗保障制度对健康生产效率具有负面影响，但影响不太明显。

帕布洛等人（2012）选取29个 OECD 国家在1997～2009年的数据做样本，研究医疗保障制度效率的影响因素。他们指出效率分析方法不同会造成结果差异较大，运用方法分为两步。首先，利用 DEA 和 SFA 方法分别估算了29个国家健康生产效率，进行效率排序。产出指标选择的是 DALE，投入指标是人均医疗费用、人均收入、教育状况、生活方式（用烟草消费量、酒消费量、蔬菜和水果消费量、氮氧化物排放量来表示）。然后，分别以 DEA 和 SFA 效率值作为因变量，分别采用 OLS、Tobit、Bayesian 方法进行回归分析研究影响医疗保障制度效率高低的因素，自变量选用的是 OECD 公布的所选成员国有关医疗保障制度的20个特征值，比如基本医疗保障人口覆盖率、基本医疗保障的费用报销率、医疗保险的类型（公共医疗保险还是商业医疗保险）等，需要特别说明的是这20个特征值是通过调查的形式获得的。他们研究发现基本医疗保障人口覆盖率与效率之间存在显著负相关关系（-0.007），基本医疗保障费用报销率与效率之间存在显著正相关关系（0.006）。这说明医疗保障范围与效率之间的关系不能一概而论，尚需进一步作深入研究。

2.3.3　国内关于医疗保障制度效率的研究状况

国内学者对医疗保障制度效率的研究可以分别两大类：第一类是专门研究医疗保障制度的效率问题，例如近年来很多学者研究探讨了新型农村合作医疗制度（以下简称新农合制度）的效率。第二类是在研究我国社会保障制度效率问题的分析过程中将医保覆盖率作为产出指标之一来估算效率。他们采用的效率估算方法既有 DEA 方法，也有 SFA 方法。

李文中（2011）研究了我国健康保障制度的技术效率，选择的产出指标是"医院门诊、急诊人次"和"入院人数"两个指标，投入指标选择的是医疗卫生机构数量、床位数量、卫生技术人员数量、居民医疗费用支出和医疗保险费用（劳保医疗和公费医疗费用）。鉴于我国医疗保障制度本身，作者采用 DEA 方法分别估算 1982～1997 年和1998～2008 年间我国健康保障制度的总体技术效率值、1990～1997年和 1998～2008 年城市和农村健康保障制度的技术效率值,研究结果表明 1998～2008 年我国健康保障制度技术效率显著提高,这主要是由于农村健康保障制度的建设提高了技术效率，而城市健康保障制度较之前效率没有提高。

郑伟、章春燕（2010）以 2005～2008 年我国 30 个省市新农合制度的省级数据为基础，研究我国新农合制度效率的影响因素。关于新农合制度的效率，他们采用非导向 DEA 模型，产出指标包括新农合制度参合率、人均补偿受益次数、次均补偿额度 3 个指标，投入指标包括个人人均缴费、政府补助人均缴费、人均管理成本、每万名参合农民的管理机构人员数 4 个指标，通过传统 DEA 模型和超效率 DEA模型估算了 30 个省市的技术效率、纯技术效率和规模效率，研究结果显示我国新农合制度效率从 2005 年到 2008 年逐年递增。

类似采用 DEA 方法研究我国新农合制度效率的还有刘波（2011），他收集了 2004～2008 年我国各省市新农合制度的数据,选取的效率产出指标共 4 个，分别是住院补偿人次和支出额、门诊补偿人次和支出额，投入指标有中央财政补助额、地方财政补助额和农民个人缴纳额 3 个，得出的结论与郑伟等人的研究结果类似。此外，刘晶（2010）也采用 DEA 方法对黑龙江省 2004～2008 年的农村医疗保障制度效率进行了评价，发现农村医疗保障制度的效率由于规模效率下降发生了下降，他选取的产出指标包括微观产出指标和宏观产出指标两类。微观产出指标是补偿人数和补偿标准，宏观产出指标是农民人均纯收入和 GDP（反映新农合制度投入给整个社会带来的经济效益），选择的投入指标包括资金投入、工作人员和法律法规 3 个。

林江、蒋涌（2009）采用 SFA 方法估算了我国医疗保障制度的成本方程，测算了医疗保障制度的成本效率，发现政府财政补贴医疗保障支出存在无效性，即导致现有医疗保障制度在更高的成本上运行，这说明现有医疗保障制度存在无效性。他选择的因变量是平均医疗总成本和平均国家补贴医疗成本。自变量包括融资体制指标，经济、社会和人口指标，与医疗服务提供有关的指标共三大类。其中，融资体制指标有城镇基本医疗保险比例、商业医疗保险比例、合作医疗比例、自费医疗比例和公共医疗融资比例；经济、社会和人口指标包括区位变量、人均收入和年龄组变量；与医疗服务提供有关的指标包括平均门诊人次数、平均住院次数、两周内就诊平均次数、平均每次住院天数、平均门诊医疗费用、平均门诊非医疗费用、平均住院医疗费用、平均住院非治疗费用、平均住院等候时间和平均手术等候时间。

闫威、胡亭（2009）运用 DEA 方法研究 2003～2007 年我国社会保障公共服务效率问题时，将医疗保险覆盖率作为产出变量之一，研究发现技术进步对医疗保障覆盖率的影响最大，包括医疗保障公共服务在内的社会保障公共服务效率从 2003～2007 年总体上呈下降趋势，效率大小与各地区经济发展程度不一致，所以必须要从管理和制度上进行改革，提高我国社会保障公共服务的效率水平。

奎潮（2008）运用 Malmquist 效率指数方法分析了 2003～2006 年我国基本医疗保险的动态效率，他所选择的投入指标是政府的社会保障支出、人均政府隐形税收补贴和政府卫生支出，产出指标是医疗保险覆盖率和医疗保险支付率，研究结果表明，从长期来看我国基本医疗保险的 Malmquist 生产力指数是增长的，效率改善是其增长的主要原因。

锁凌燕、完颜瑞云（2013）采集 2004～2009 年 19 个 OECD 国家的数据，通过 DEA 分析其医疗保健体系的绩效，发现商业健康保险对各国医疗体系绩效具有显著正向影响，公共全民医疗保障体系显著地改善了医疗保障体系的绩效，因此暗示商业健康保险要以良好的公私合作为前提方能充分发挥其作用。

宋占军、朱铭来（2014）运用 DEA 两阶段分析法对 2007～2011 年我国 9 个省市医疗保障体系的绩效和全要素生产率进行测算，并建立了 Tobit 面板模型发现我国医疗保障体系远未实现最优状态，而且城镇化和老龄化是降低医疗保障体系绩效的重要因素，他们提出要充分发挥市场机制的作用，提升商业保险的作用。

2.4 文献述评

关于医疗保障制度和效率问题的研究，国内外学者都进行了大量有价值的工作。但是关于两者结合产生的医疗保障制度效率问题，是在 2000 年左右以埃文斯为代表的学者明确提出的。目前国外学者研究的系统性和逻辑性逐渐加强，特别是公共卫生经济学专家们的积极参与，近年来出现了一批有价值的研究成果。但是鉴于医疗保障制度各具特色，即使同样的医疗保障制度模式在不同国家因管理、运作差异产生的效果也是不同的，多数研究内容相对局限。目前的研究内容较多表现为针对不同国家效率值之间的比较，较少关注其背后的制度、经济及人文等因素的影响。

国内对医疗保障制度效率的研究在理论探讨方面有所突破，在实证领域拓展出新的研究内容。但是，医疗保障制度效率的总体研究水平落后于西方，许多方面还处于对西方相关学说和理论的介绍与引用阶段，且偏重实证研究。目前国内关于医疗保障制度效率的研究主要停留在测算新农村医疗保险制度、城镇职工医疗保险制度的效率值大小方面，缺乏对影响医疗保障制度效率因素的进一步探讨。本书尝试通过两阶段分析法，在测算医疗保障制度效率值的基础上，进一步研究影响医疗保障制度效率的主要因素。

2.5　本章小结

本章对医疗保障制度、效率及医疗保障制度效率 3 个方面内容的相关理论与文献进行了梳理和阐述。

本书着重从经济学角度入手研究现代医疗保障制度的相关方面，重点归纳医疗保障制度对经济增长和社会公平的影响，进而对医疗保障制度的作用机制进行了总结。相关研究回顾发现，国内外对医疗保障制度的研究侧重点有所不同。国外学者着重于医疗保障制度对人力资本，进而对经济增长的影响研究；国内学者则多着重于医疗保障制度对居民健康状况的改善作用研究。目前关于医疗保障制度含义大部分是从公共卫生角度和社会学解释，对医疗保障制度效率的研究相对不足，相关的理论支撑比较匮乏。

关于医疗保障制度效率的相关研究方面，本书在综述了国外医疗保障制度效率的同时，就国内医疗保障制度效率相关内容进行了归纳总结。研究发现，目前国内外学者对医疗保障制度效率的内涵尚未进行明确定义。但国外相关机构将医疗保障制度效率进行了内涵和外延界定，其研究注重理论与实证相结合，并在争论中不断调整其研究内容，国内目前尚处于引用和借鉴国外研究的阶段。

第 3 章 经济合作与发展组织（OECD）国家的典型医疗保障制度模式

目前各种医疗保障制度模式虽有所不同，但是基本都涵盖了政府、医疗保险机构、被保险人、被保险人单位、医疗卫生服务提供机构和医疗保险监管机构。它们在医疗保障制度中发挥着各自不同的作用。第一，政府肩负着提供公共服务的社会职能，组织并建立医疗保障制度是政府管理社会经济的重要责任，政府不但要投入资金补贴低收入群体和贫困人口的医疗费用，而且要协调医疗保险机构与卫生部门之间的关系，监督医疗服务机构的治疗质量等。第二，被保险人及其单位要按照国家有关法律法规的规定，通过缴费、注册登记等方式参保，目前大多数国家采取的是雇员自己缴纳一定比例的医疗保险费和雇主共同缴费的方式来参保医疗保障项目，根据不同的医疗保障项目合同，在生病、受伤等需要医疗服务的时候由医保支付其部分或全部费用。特别指出的是，很多国家针对老年人、公务员等特殊群体专门设立了医疗保障项目或者计划。第三，医疗保险机构是指具体承办、经办医疗保障项目的机构，包括政府专门设立的机构、商业保险公司等，它们的职能主要是通过征税和征费的形式筹集医疗保障基金，审查并选择合适的医疗服务提供机构，规定医疗保障服务的覆盖范围、种类、报销的比例，支付医疗保障范围内的医疗费用等具体的工作。第四，医疗卫生服务提供机构，即为参保人提供医疗服务的医疗卫生机构，也就是我们通常说的"定点医疗机构"，它们需要通过申请、资格审核等程序，然后与医疗保险机构签订合同为参保人提供医疗保障覆盖范围内的服务，这样才能获得相应的医疗费用划转，否则医疗保险机构不能给其划转医疗费用。第五，医疗保障监管机构，由于医疗保障体系中的参与人数众多，医疗保障服务的程序和环节繁杂，各个环节的参与人利益各不相同。例如，医疗卫生服务机构希望获得更多的经济利润，患者在有医保报销的时候会产生"小病大治，小病大养"的行为，政府则希望能够控制医疗费用的快速上涨扩大医保覆盖范围，这就必须有专门的医疗保障监管机构来对各个参与人的行为进行监督检查。目前很多国家都设立了卫生部，或者类似的部门专门负责医疗保障制度的实施。它们的工作包括制定医疗保障政策，明确医疗保障覆盖的人群、涵盖的医疗服务范围、药品使用目录、医疗服务机构的资格审查和认定、医疗保险机构费用的支付是否合规等。

我们根据 OECD 国家建立的医疗保障制度情况，按照医疗保障制度中政府发挥作用、公共医疗保险筹资情况、患者的自付费用情况和特殊人群的医疗补贴 4 种不同情况划分，可将医疗保障制度粗略地划分为区域性管理的全民医疗保障制度、国家医疗保障制度、法定医疗保障制度和商业医疗保障制度 4 种模式，如表 3.1 所示。

表 3.1　OECD 国家的 4 种不同的医疗保障制度模式

不同模式	典型国家/政府发挥的作用	公共医疗保障资金筹资	患者自付费情况	低收入/老年人医疗保障情况
区域性管理的全民医疗保障制度	澳大利亚/各级地方政府管理	一般税收和工资税收入		给予自付费和共付费补贴
国家医疗保障制度	英国/中央政府管理	一般税收收入	无	药品共付费及交通补贴
法定医疗保障制度	日本、德国	雇员和雇主缴纳法定医疗保险税及一般税收收入	有	给予自付费补贴
商业医疗保障制度	美国/医疗照顾制度和医疗救济制度	医疗照顾制度：工资税、保险费和联邦税收　医疗救济制度：联邦和州税收	较高	老年人及残疾人由医疗照顾制度支付，低收入群体由医疗救济制度支付

3.1 区域性管理的全民医疗保障制度

区域性管理的全民医疗保障制度的特点是由各级地方政府按照联邦政府或者中央政府的相关医疗法律和政策具体负责管理医疗保障制度的实施，接受联邦政府或者中央政府的公共资金支持提供医疗保障范围内的医疗服务，监管全民医疗保险项目实施情况，监管商业医疗保险、药物补贴和医疗服务情况。目前实施这种医疗保障制度的国家有澳大利亚和加拿大，澳大利亚通过 6 个州和 2 个自治领地共 8 个地方政府来履行医疗保障的功能和职责，加拿大则是通过 10 个省和 3 个特区政府负责组织和管理医疗服务来保证医疗保障制度的顺畅运行的。

3.1.1 澳大利亚的医疗保障制度

澳大利亚是位于南半球的发达资本主义国家，实行联邦政府制度，行政区域包括 6 个州（分别是新南威尔士州、昆士兰州、南澳大利亚州、塔斯马尼亚州、维多利亚州、西澳大利亚州）和 2 个自治领地（分别是澳大利亚首都领地和北领地）。澳大利亚联邦政府在 1973 年通过了《健康保险法》，从此确立了全民医疗保障制度。这部法律规定澳大利亚所有国民都必须参加医疗保险，法律赋予每个国民都拥有相同的机会获得医疗服务，并且可以免费在公立医院获得基本的医疗服务，但是在公立医院无权选择医生和病房，也不能优先进行治疗，如想要获得优先医疗服务以及选择医生和病房，可以通过投保商业保险来获取。经过数十年不间断的改革和完善，1984 年澳大利亚建立了全民医疗保障制度，这一制度包括国家和各州主办的公共医疗保障计划和商业医疗保险两部分。所有的居民都可以凭医疗卡在公立医院获得预约排队等候治疗服务，如果购买了商业医疗保险则可以到私立医院进行治疗，不需排队。

20 世纪 90 年代之后随着国内经济社会的变革，澳大利亚对医疗保障制度也进行了大量改革以适应和满足人们不断增长的医疗服务需求。主要医疗改革包括：1990 年澳大利亚颁布实施住院共付制收费办法；1992 年联邦社会保障部分确立了《与经济发展挂钩的药品最高价格法》；1993 年建立了长期护理基金，并在 1995 年至 1996 年间实施长期护理保险制度；1997 年实施社区医疗医生探访共付制、各州实施医疗保险费用预算制，并对医疗服务体系和医院筹资机制进行了改革；1998 年扩大医疗保障人数及范围，将临时工、私人企业主和职工纳入医保范围，并在当年颁布实施《健康促进法》等。

目前，澳大利亚医疗保障制度的目标是通过一系列医疗项目和计划来提高居民的健康水平，这些项目和计划具体包括：澳大利亚全民医疗保险项目和医疗保险计划（包括医疗和护理补贴）、药品补贴计划（Pharmaceutical Benefits Scheme，简称 PBS）、政府对商业医疗保险的 30% 折扣计划、特殊救助计划（包括 2005 年巴厘岛特别援助计划、伦敦协助计划、海啸医疗救助计划）、儿童免疫登记计划、器官捐赠登记计划以及农村登记奖励计划等项目。澳大利亚政府负责制定全国性的政策、监管和筹集医疗资金。各州和自治领地负责提供和管理公共医疗资源，与绝大多数医疗服务提供者保持直接联系，并且包括调控医务人员和私立医院等事宜。此外还有很多营利组织、非营利组织和自愿代理商参与提供医疗服务。自 2011 年 7 月 1 日起澳大利亚政府的人力资源部门代替原来的澳大利亚医保部门提供医疗费用报销和补贴等医疗服务。

截至 2012 年，澳大利亚共有 2270 多万人口，将近 90% 的人口居住在城镇，他们能够享受到便利快捷的医疗服务。澳大利亚整个国家也处于老龄化社会阶段，在 2012 年 65 岁及以上人口占 13.99%，0～14 岁人口占 18.95%，全民医疗保障制度囊括了全体永久性居民和国民，如图 3.1 所示。人们可在公立医院接受免费医疗服务，也可以在公立医院和私人医院选择自付费用的医疗服务，此外政府还资助了类似精神治疗、心理疾病服务、退伍军人等医疗项目。在澳大利亚，商业保险是公共医疗制度的有效补充，政府为了鼓励其发展，给予了税收和费用方面的优惠政策。另外还允许投保人能够自由选择私人医院或者公立医院看病就诊，同时在私人医院能够自主选择医生以及公共医疗保障制度不包括或者医疗保险计划不支付的医疗服务项目。

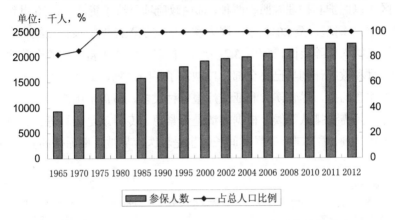

图 3.1　1965～2012 年澳大利亚医疗保障覆盖人群

数据来源：OECD Health Data。

3.1.1.1　澳大利亚医疗保障制度的保障范围

澳大利亚的全民医疗保障制度是随着经济发展逐步建立的，其中 1947 年《药品福利法》、1948 年《国家健康服务法》和 1953 年颁布实施的《国家医疗法》逐步明确了政府主导建立免费医疗保障制度的发展模式，之后不断进行完善，2001 年起实施门诊医疗服务定额共付制，2005 年联邦政府开始实施全民医疗保障安全网（Medicare Safety Net)，进一步明确全民特别是低收入家庭和个人接受医疗服务的权益，旨在提高全民的医疗福利。尤其是 1953 年通过的《国家医疗法》规定，公立医院免费提供住院治疗和门诊服务，门诊医疗服务由医疗保障计划资助，药品治疗由药品保障计划资助，精神疾病服务由州政府规定，住宅老年保健服务由联邦政府规定。

目前，澳大利亚医疗保障制度保障的医疗服务项目主要包括：公立医院免费治疗服务；预防性项目，例如免费疫苗注射、肠道扫描和免疫系统检查等；精神类疾病治疗，对公立医院的住院病人实施免费治疗或者由医疗保险给予资助；长期护理服务，包括根据经济状况由社区予以照护和护理院照护两种，都由政府项目给予资助。从 20 世纪 70 年代中期起直至 2012 年，澳大利亚的住院医疗保障项目已经将全体国民纳入保障范围，如图 3.2 所示。同时，种类丰富的门诊医疗服务项目和救助计划早已将全部人口纳入了保障之列，如图 3.3 所示。值得注意的是，尽管澳大利亚医疗服务种类多、覆盖范围广，但是其公立医院需要排队等候，根据病情是否紧急、专科或是全科等分类进入等候队列，看病难、等候时间长等也是其医疗界被长期诟病的问题。

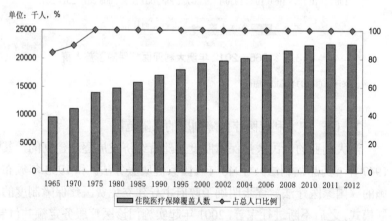

图 3.2　1965～2012 年澳大利亚医疗保障制度覆盖的住院人数

数据来源：OECD Health Data。

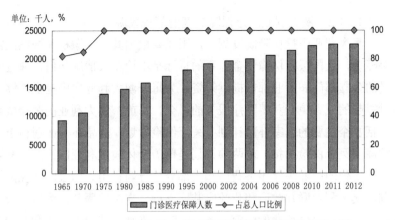

图 3.3　1965～2012 年澳大利亚医疗保障制度覆盖的门诊人数

数据来源：OECD Health Data。

除了住院和门诊覆盖全民之外，早在 1944 年澳大利亚就通过了《药物福利法》，规定政府以免费赠送的形式提供特定药物，居民只需购买一般药品即可。到 1965 年，药物保险制度覆盖范围包括了澳大利亚全体国民，如图 3.4 所示。

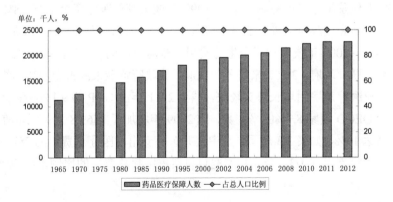

图 3.4　1965～2012 年澳大利亚医疗保障制度覆盖的药品报销人数

数据来源：OECD Health Data。

3.1.1.2 澳大利亚医疗保障制度的筹资来源

澳大利亚医疗保障制度规定，国民要根据其收入缴税和缴纳医疗保障费，全民医疗保障资金体系的目标是不论个人情况如何，通过大量的公立部门和商业部门提供筹资，为每个澳大利亚居民提供能够支付得起的或者免费获得医疗服务的机会。目前，澳大利亚的医疗资金包括 3 个主要的国家补贴计划：医疗保险计划、药品补贴计划和 30%的商业医疗保险折扣。前两项计划是覆盖全体澳大利亚国民的，补贴他们支付的商业医疗服务费用和大部分处方药费用。通过医疗保险计划，澳大利亚联邦政府和州政府共同支持公立医院服务，为每个公立医院的病人提供免费的医疗服务。同时，政府通过 30%折扣和其他奖励措施，鼓励居民选择商业医疗保险。

澳大利亚医疗保障资金主要通过政府的一般税收收入（包括商品服务税、医疗费用收益、其他非政府资金来源）、法定保险税和自付费 3 种方式融资，如表 3.2 所示。其中法定保险税包括工人补充医疗保险费，自付费包括私人购买医疗保险支出。公共税收资助国家医疗保障计划、医疗保险计划项目，为全民医疗提供服务和药品，为公立医院病人住院治疗提供补贴。早在 1999 年澳大利亚医疗资金就有 68%来自联邦和州政府，进入 21 世纪后虽然有所波动，仍始终在 70%左右。2008～2009 年澳大利亚卫生总费用占政府支出的 70.7%，其中 43.2%来自联邦政府，26.5%来自各州政府，非政府资金来源占 30.3%。澳大利亚医疗总费用增长势头较快，截至 2011 年占 GDP 的 9.1%，高于同期 OECD 国家 8.7%的平均数，比 2009 年增加了 1569.8 万美元，增速高达 17%，如表 3.3 所示。其中公共医疗支出占医疗总费用的 2/3，私人医疗支出占 1/3，个人和家庭自付费占医疗总费用的比例不到 20%。

表 3.2　1999～2004 年澳大利亚医疗资金的筹资渠道（单位：%）

年份	1999	2000	2001	2002	2003	2004
政府	68.0	70.1	69.4	68.4	68.7	67.9
私人医疗保险	7.5	6.5	6.7	7.5	7.3	7.1
非政府个人来源	18.1	17.2	18.6	19.3	19.7	20.3
其他来源	6.4	6.2	5.3	4.9	4.3	4.6

数据来源：Health Systems in Transition in Australia 2006，http://www.euro.who.int。

表 3.3　1995～2010 年澳大利亚医疗支出情况（单位：%）

年份	1995	2000	2002	2004	2006	2008	2010	2011
医疗总费用占 GDP 比例	7.22	8.03	8.35	8.54	8.46	8.73	9	9.1
公共医疗占医疗总费用比例	65.78	66.82	66.91	64.56	66.59	67.99	67.99	68.4
私人医疗占医疗总费用比例	34.22	33.18	33.09	30.03	33.41	32.01	32.01	31.6
自付费占医疗总费用比例	16.1	19.8	18.8	18.3	18.7	18.2	19	18

数据来源：World Bank, Health Nutrition and Population Statistics 以及 OECD Health Data 2012。

　　澳大利亚实施的全民医疗保障制度，其运转主要靠征收收入税（税率为 1.5%）及其收益来维持，其中对低收入家庭不征收收入税或者予以减免。2007～2008 年，医疗保险计划的总收入占联邦政府医疗费用的 18%，2011～2012 年较高收入的个人和家庭如果不购买私人住院保险就必须额外支付 1%的收入税。

　　除了全民医疗保障制度外，澳大利亚也有营利性和非营利性的私人保险，由澳大利亚政府医疗与老龄部（The Australian Government Department of Health and Aging）制定私人医疗保险政策并管理和审批有关保险费的上调等事宜，私人医疗保险产业则由私人医疗保险管理委员会（The Private Health Insurance Administration Council）监管。

2008～2009 年，私人保险付费占总医疗费用的 7.6%，截至 2011 年 6 月，44.3%的国民购买了私人住院保险，52.5%的国民购买了一般医疗保险，私人健康保险政策鼓励人们在 31 岁之前参与一生医疗保险计划（Lifetime Health Coverage），并规定凡 31 岁前加入该计划的不论其身体健康状况如何，仅需缴纳较低的保费就可获得终生保障，超过年龄限制的投保人每年都要比基准费率多交 2%的保费并连续缴纳 10 年保费方可恢复至正常保费。2010～2011 年自付费用占医疗总费用的 18%，这些费用主要包括药品补贴计划不涵盖的费用及共付医疗费用等。

目前澳大利亚将医疗服务安全纳入管理范围，自 2013 年 1 月起实施了一系列关于医院和日间手术的新规定，由澳大利亚医疗保障安全和质量委员会（The Australian Commission on Safety and Quality in Health Care）按国家规定和标准公开报告医疗保障状况的安全性和医疗服务质量。

总之，从 1947 年至今，澳大利亚医疗保障制度在其 60 多年的发展过程中，逐步将药品、住院及门诊服务纳入保障范围，历经多次法律法规修订，通过不断改革和完善建立了联邦政府主导，地方政府具体实施管理，以政府税收出资为主、商业医疗保险为补充的全民医疗保障制度。

3.1.2 加拿大的医疗保障制度

加拿大现行的政府主导的全民医疗保障制度是通过 1957 年、1966 年和 1984 年的法律逐渐确立的，联邦政府和省政府共同出资，省政府进行管理，医疗服务体系由公立机构提供基本的医疗服务，商业医疗保险提供补充医疗保险，此外还有很多非营利医疗组织共同构成。例如，安大略省和马尼托巴省的蓝十字计划早在 1939 年成立之初就覆盖了安大略省 2.2 万和马尼托巴省 41.5 万的人口，到 1970 年覆盖了 350 万安大略省人口。

二战结束后，加拿大国家医疗和福利部门（The Department of

National Health and Welfare）从 1946 年到 1957 年逐渐实施国家医院保险计划（National Hospital Insurance Plan），截至 1956 年 1 月，当时的加拿大联邦政府已经为各省的诊断、放射和标准住院费用提供 50%的资金资助。1957 年 3 月 25 日，当时的医疗和福利部门部长马丁介绍了《医院保险和诊断服务法》（The Hospital Insurance and Diagnostic Services Act），同年 4 月该法案以极大支持率获得通过。该法案的主要内容是：各省必须"建立医院计划部门；……准入、检查和监管医院；……同意医院预算；……收集整理治疗信息并按要求发布公告；……保证所有人能按照统一的条件得到被保险的医院服务"。1958 年至 1968 年，人们纷纷讨论医疗服务保险的利弊，争论的核心是政府在医疗服务中的作用。1960 年政府成立了医疗服务咨询计划委员会（Advisory Planning Committee on Medical Care）负责调查，得出结论认为，由于每年绝大多数家庭要支付 75～80 美元的医疗保险成本，而穷人根本支付不起，也就无法参保。除了穷人，很多人都面临着资金困难，如果给穷人和低收入群体提供补贴将会造成很多的行政成本。在此背景下，1961 年通过了《萨斯喀彻温省医疗保险法》（The Saskatchewan Medical Care Insurance Act），这一法案规定了一种由省政府出资，能够覆盖萨斯喀彻温省全部居民的、预付的医疗保险制度。与此同时，霍尔委员会（The Hall Commission）调查发现 1070 万加拿大居民有不同形式的医疗保险，但仍有 750 万人口没有任何医疗保险。经过反复的调查、提议和修改，1966 年 7 月颁布了《医疗服务法》（The Medical Care Act）。

为了控制医疗服务费用和成本过快增长，加拿大在 1975～1978 年实施了《工资和价格控制法》，但这一法律并没有控制住日益增长的医疗费用，反而限制了医生的收入，压缩了医院的预算，遭到医院和医生的极大不满。医疗健康问题成为 1979～1980 年大选争论的焦点问题，进步保守党领袖乔·克拉克意识到要想确立全国性的医疗健康标准，就必须修改原有的《医院保险和诊断服务法》与《医疗服务法》。1983 年 7 月加拿大国家健康和福利部门公布了《维持全民医疗保险：一份加拿大政府的意见书》。1984 年加拿大实施了《加拿大健康法》

（The Canada Health Act），该法案的重点是确立了医疗服务的可及性原则，保证每个加拿大居民都能够获得需要的医疗服务。

近年来，加拿大注重提高偏远地区居民的医疗服务可及性，为此专门实施远程医疗服务项目。另外，重视医疗保健作用，建立初级医疗服务资金，规范全国性初级保健实施细则，强调医疗保健和预防检查的作用。同时，加拿大建立了全国性的电子医疗档案系统，用于监测医疗保障的健康产出和绩效，以及实施新药等药品疗效评估体系措施，目的是通过不断改革完善健全其全民医疗保障制度。

3.1.2.1　加拿大医疗保障制度的保障范围

加拿大国土面积居世界第二，但人口数量不多，而且大多是移民。截至 2011 年，加拿大总人口约 3348 万人，他们绝大多数居住在多伦多、蒙特利尔和温哥华等大城市，拥有较好的医疗服务资源。但是与许多西方发达国家类似，加拿大人口老龄化问题突出，65 岁及以上人口数量占比超过 14.7%，不断增加的医疗服务需求及失能老人护理等问题困扰着加拿大公共医疗保障制度。在政治体制方面，与澳大利亚类似，加拿大实行联邦制管理，下辖 10 个省和 3 个地区。

目前加拿大实施全民公共医疗保障制度，提供医生和医院服务的全民保障服务，如图 3.5 所示。加拿大每个省和地区的居民都可参与公共医疗保险，同时由每个省或地区负责建立适用于本地区居民的医疗保障体系，公共保险与补充商业保险的共付项目或自付项目可支付其他医疗服务的费用。

加拿大各省和地区的医疗保障制度都规定必须要为所有投保人支付必要的医生和医院服务基本费用才能获得加拿大联邦政府下设的医疗资金转移机构（The Canada Health Transfer）的资金支持。在具体操作中，政府对医院直接采用年度预算拨款的方式支付医疗费用，对独立行医者（必须具备医师或者药剂师等资质方可通过登记行医）按照其所提供的医疗服务项目付费。目前加拿大 90%以上的医院实行非营利性自主管理，大多通过医院管理委员会负责日常事务和资源分配管理。绝大多数医生属于自雇型独立行医者，其收入主要来自政府按医疗服务项目支付的报酬。

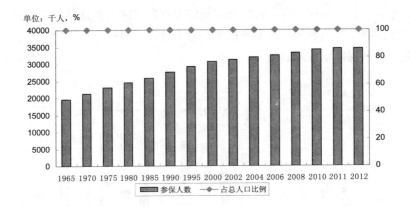

单位：千人，%

图 3.5　1965～2012 年加拿大医疗保障覆盖人群

数据来源：OECD Health Data。

　　加拿大所有公民能够免费享受从住院到门诊的所有医疗服务，病人除了按规定自付挂号费、药品个人自付费用等少量费用之外，无须向医院或独立行医者支付医疗费用。除了保障公民能够获得医院和医生服务之外，加拿大各省政府和地区还要为儿童、老年人和社会救助者等人群提供各种层次的补充医疗资助，这主要包括处方药、牙科护理、居家护理和艾滋病的救护服务等种类。此外，联邦政府还为原住民、因纽特人、加拿大皇家骑警、加拿大军队、退伍军人和联邦牢狱的犯人提供专门的医疗保障资助。

　　加拿大医疗保障制度的保障范围包括医院保险、门诊保险，如图3.6 和图 3.7 所示。早在 1965 年医院保险就覆盖了全体国民，1975 年以后门诊保险的覆盖率也实现了 100%。此外医疗保障范围还涵盖了由门诊治疗和医院医生提供的精神病治疗服务。《加拿大健康法》（The Canada Health Act，简称 CHA）规定医疗保障制度不保障医院之外的精神病治疗服务，诸如心理工作者和社会工作者所提供的精神病服务。CHA 还规定了社区长期护理服务、牙科护理和验光不在公共医疗保障制度保障范围，目前加拿大正在考虑是否将长期护理服务作为附加医疗服务项目，当前的联邦政府相关规定允许各省区根据自身财政状况自主选择是否为长期护理服务提供资金支持，牙科护理和验光服务一般由商业保险承保或自付费。

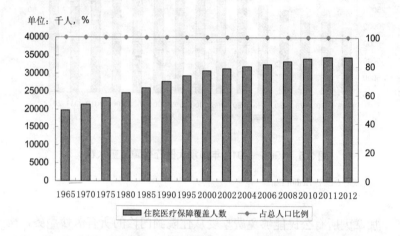

图 3.6　1965～2012 年加拿大医疗保障制度覆盖的住院人数

数据来源：OECD health Data。

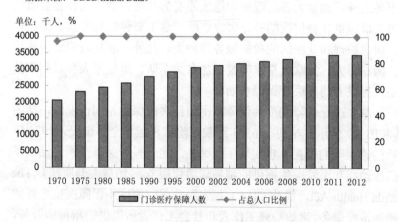

图 3.7　1970～2012 年加拿大医疗保障制度覆盖的门诊人数

数据来源：OECD Health Data。

凡医院开的处方药都由公共医疗保险支付,各省区对医院之外所开的药物实施的保障政策不同,但所有省区都保障支付 65 岁以上老年人、低收入者、接受社会救助人群的所有处方药费。2009 年处方药物的公共支出占所有药物支出费用的 46%。此外,加拿大非常重视医疗保健和预防性医疗服务,政府通过加拿大公共卫生署支付和资助了一系列预防性医疗服务费用,如健康检查项目等。

加拿大绝大多数医疗保障决定都是由各省和地区政府来决定的,CHA 规定要符合 CHA 的统一标准,各省和地区的医疗保障项目必须包括"医疗必需"的医院服务和医生服务,由各省和地区政府联合医疗职业机构定义"医疗必需"的含义及其保障的具体内容。

3.1.2.2 加拿大医疗保障制度的筹资渠道

加拿大医疗保障制度的保障资金由联邦和省两级分担,纳入财政预算,主要的融资渠道包括各级政府转移支付和直接支出资金、公共医疗保险、商业医疗保险和自付费,如表 3.4 所示。其中,公共医疗保险主要靠一般税收收入筹资,联邦政府给各个省区的医疗转移支付资金与其人口是否符合 CHA 的医疗保障规定等条件有关。1975 年公共资金占医疗资金的 76.5%,之后这一比例逐渐下降,到 2004 年公共资金占医疗总费用的 70%,私人资金提供了医疗总费用的 1/3。截至 2011 年公共资金占医疗总费用的 70.1%,联邦政府通过医疗转移系统给予各省区的现金占所有省区医疗总费用的 23%。商业医疗保险(包括商业保险支付和自付费)占医疗总费用约 30%,大约 2/3 加拿大人口拥有补充商业保险,可承保牙科护理、眼睛保健、处方药、康复治疗、居家护理及医院私人护理等项目,大约 80%的商业保险公司是营利性的专业健康险和人身险公司,20%是非营利性的。

表 3.4 1975~2004 年加拿大医疗资金的筹资渠道(单位:%)

年份	省政府(转移支付)	联邦直接支出资金	市政府资金	社会保险基金	公共资金	私人资金
1975	71.3	3.3	0.6	1.0	76.2	23.8
1980	70.8	2.6	1.0	1.0	75.5	24.5

年份	省政府（转移支付）	联邦直接支出资金	市政府资金	社会保险基金	公共资金	私人资金
1985	70.8	2.9	0.7	1.2	75.5	24.5
1990	69.6	3.2	0.6	1.1	74.5	25.5
1995	66.1	3.6	0.5	1.1	71.3	28.7
2000	64.8	3.6	0.6	1.4	70.4	29.6
2001	64.2	3.8	0.7	1.4	70.1	29.9
2002	64.0	3.8	0.7	1.4	69.9	30.1
2003	63.8	3.9	0.7	1.4	69.9	30.1
2004	64.0	3.6	0.8	1.4	69.9	30.1

数据来源：Health Systems in Transition in Canada 2005，http://www.euro.who.int。

加拿大联邦政府和省政府负责监管经营医疗保险产品和项目的人身保险公司和健康保险公司，目前共有 95 家人身保险公司为 2300 万加拿大人提供医疗保险产品，约占医疗总费用的 12%。共付费用主要发生在公共医疗保险或商业保险的需自付费的补充医疗服务项目部分。截至 2011 年加拿大医疗总费用占 GDP 的 11.3%，公共医疗费用占 70.1%，私人医疗费用占 29.9%，其中个人及其家庭自付费占医疗总费用的 15%，如表 3.5 所示。联邦政府通过医疗费税收特许（The Medical Expense Tax Credit）准许税收用于支付个人或家属的大额医疗费用（当医疗费用占收入的 3%），当个人或家庭有慢性精神疾病或心理疾病时可享受减免政策。

为了保证医疗服务质量，加拿大联邦政府近年来投入大量财力加强改善医疗服务质量，例如投入 61400 万美元构建了病人等待时间保证特许（The Patient Wait Times Guarantee Trust），2006～2011 年共投入了 24500 万美元建立了加拿大癌症互助会，从 2003 年起至今投入了 800 万美元成立了加拿大病人安全机构（The Canadian Patient Safety Institue），还建立了加拿大精神病医疗委员会（The Mental Health

Commission of Canada），另外还增设了加拿大医疗信息机构（The Canadian Institute for Health Information），专门负责报告医疗保障系统的数据及分析情况和澳大利亚人的健康状况，并由加拿大医疗委员会（The Health Council of Canada）评估医疗系统的质量改善、效率及可持续性等指标。

表3.5　1995～2011年加拿大医疗支出情况（单位：%）

年份	1995	2000	2002	2004	2006	2008	2010	2011
医疗总费用占GDP比例	9.04	8.84	9.62	9.99	9.97	10.25	11.29	11.3
私人医疗占医疗总费用比例	28.72	29.64	30.41	30.02	30.23	29.51	29.50	29.9
公共医疗占医疗总费用比例	71.28	70.36	69.59	69.98	69.77	70.49	70.50	70.1
自付费占医疗总费用比例	15.9	15.9	15.2	14.7	15	14.6	14.7	15

数据来源：World Bank、Health Nutrition and Population Statistics 以及 OECD Health Data 2012。

加拿大医疗保障制度的特点是省和地区的权力很大，只要按照联邦政府规定实施医疗政策就可直接获得联邦医疗转移资金。

从澳大利亚和加拿大医疗保障制度的发展及其改革状况我们能够发现区域性管理的全民医疗保障制度具有以下三大特点：第一，联邦政府负责出台有关医疗保障制度的法律，为医疗保障制度提供税收融资，指导各省或地区工作；第二，各省或者地区负责制定、管理、落实本辖区内医疗保障制度具体实施办法，发挥着承上启下的关键作用，既能遵循联邦法律，也能兼顾不同地区之间的差异；第三，各级政府税收收入是医疗资金融资主要渠道，商业保险充当补充角色，但是受到人口老龄化和经济社会发展双重压力，政府仍积极鼓励和支持发展商业医疗保险。

3.2　国家医疗保障制度

　　国家医疗保障制度的特点是由中央政府负责提供全民医疗保障服务，医疗资金绝大多数来自政府税收等公共资金，个人和家庭需要负担的医疗费用较少甚至几乎没有，也被称为是免费医疗保障制度。目前，实施这种制度的典型国家包括英国和瑞典，其中英国是世界上第一个实施国家医疗保障制度的国家。

3.2.1　英国的医疗保障制度

　　作为西欧重要的发达国家，英国是世界上最早建立医疗保障制度的国家之一。截至 2011 年英国共有 6304 万人口，从地域分布看，英格兰人占 83.6%，苏格兰人口占 8.6%，爱尔兰人口占 2.9%，其他人口占 4.9%；从年龄结构看，0～14 岁的人口比例是 17.3%，65 岁及以上人口占比是 16.9%，老龄化及少子化问题突出。

　　目前英国实施的国家医疗保障制度是在 1946 年确立的，当年通过的《国民健康服务法》规定，所有英国常住人口，不管就业与否，有无收入来源，均可获得免费的医疗服务。之后英国不断进行法律改革完善其国家医疗保障制度，先后在 1975 年通过了《社会保障法》，1986 年实施了全民医疗服务制度（The National Health Service，简称 NHS），这两部法律规定除了为常住人口提供免费医疗服务之外，当发生意外、紧急事件和传染性疾病时也对游客或非法移民提供免费医疗服务，如图 3.8 所示。

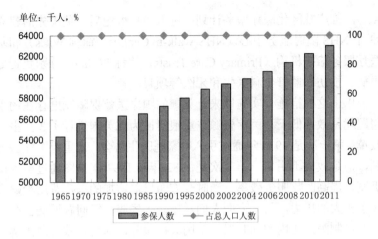

单位：千人，%

图 3.8　1965～2011 年英国医疗保障覆盖人群

数据来源：OECD Health Data。

事实上，免费医疗服务很早就在英国落地生根。早在 1948 年当时的健康秘书安奈林·贝文在曼彻斯特开设了帕克医院，旨在为所有人提供良好的医疗服务。从此，医院、医生、护士和药剂师等医疗机构和医务工作人员就陆续开始在指定时间为患者提供免费医疗服务。同年 7 月 5 日英国确立了全民医疗服务计划，该计划确立的总原则是英国全体居民都有权利获得医疗服务，政府要以公共税收出资为全民提供免费或者较低价格的医疗服务。在 20 世纪 50 年代，英国先后在 1953 年、1954 年实施了 DNA 基因疾病、肺癌等研究治疗计划，并且专门设立了儿童日间医院探访服务，1958 年又启动了脊髓灰质炎和白喉疫苗治疗服务计划；20 世纪 60 年代，英国先后将肾移植和心脏移植纳入医疗服务范围；20 世纪 70 年代英国医疗的重点是婴儿和儿童健康服务等方面；20 世纪 80 年代英国开始重视医疗服务质量和安全问题，实施公布医疗服务黑名单办法，旨在根除全民医疗服务体系中存在的不平等现象；20 世纪 90 年代，为了给居民提供便捷的医疗服务，英国通过了《全民医疗服务社区护理法》（NHS Community Care

Act），推广社区化医疗服务计划；进入 21 世纪后，英国先后建立了93 个 NHS 随时服务中心（NHS Walk-in Centres，简称 WiCs）和基本医疗服务信托机构（Primary Care Trusts，简称 PCTs），分别负责处理小病、损伤和监管全科医生和牙医等项目。

以上这些措施自实施以来，英国的国家医疗保障制度存在的主要问题就是效率低下和医疗资源严重浪费，为此英国进行了 3 次主要的改革：第一次是 1974 年通过引入"家庭医生协会"来重组医疗服务计划，但是效果不明显。第二次是 1982 年和 1991 年试图通过引入市场机制，提高医疗服务效率。当时一方面日益增加的医疗费用给财政造成了极大的压力，另一方面人们对排队等候服务等问题诟病已久，如何在控制医疗费用的同时保障全民医疗服务，成为执政党急需解决的问题之一。在这种情况下，撒切尔政府在医疗服务中引入了内部竞争市场机制，政府卫生部门作为购买者通过竞价和比较医疗服务质量与医疗服务提供者如医院等机构签订合同替患者购买医疗服务，同时赋予患者选择医生的权利，医生根据治疗患者的人数和医疗服务种类不同获得资金补偿，这一改革获得了较大成功，提高了医疗服务的效率。第三次改革是在 1997 年布莱尔执政时期进行的重新中央集权化管理改革，改革的内容主要包括废除内部市场、重视英国居民参与医疗服务政策制定的权利、为患者提供更多的选择权和加强对医疗服务机构的监管。

3.2.1.1　英国医疗保障制度的保障范围

英国没有法律明确规定 NHS 的保障范围，但实践中 NHS 提供并支付的医疗服务项目包括普查和急诊监护服务、免疫接种项目、住院和门诊服务、全科医生服务、住院和门诊药物、部分眼科护理、精神病服务（包括无学习能力者）、姑息护理和部分长期护理服务以及康复治疗服务等，如图 3.9 所示。在支付费用方面，在参与 NHS 后，全科医生、牙医等所开药品病人只需每次支付 11.9 美元，牙科病人支付上限是 327 美元/次，其他一般医疗服务等基本是免费的。另外，NHS对患病的 16 岁以下孩子及 16～18 岁全职学生、60 岁以上老年人、低收入者、孕妇或过去 12 个月曾怀孕过的人、失能者等特定群体实施免费医疗服务。截至 2011 年 1 月，大约 89%的处方药是免费的，对大量使用处方药的人群采取预付费折扣政策；青年、学生和低收入者还能获得眼镜和牙科费用方面的资助，低收入者还能够额外得到看病交通费用等补贴。

单位：千人，%

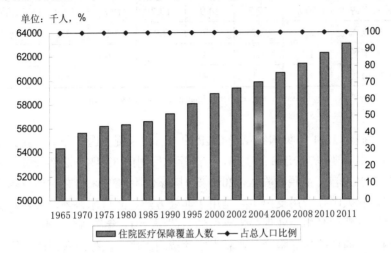

图 3.9　1965～2011 年英国医疗保障制度覆盖的住院人数[①]

数据来源：OECD Health Data。

3.2.1.2　英国医疗保障制度的筹资渠道

英国医疗保障制度的筹资渠道主要依靠政府公共税收筹资。目前英国医疗资金主要来自各类公共税收及其收益组成的公共资金、私人资金和医疗保险费，2008 年公共资金有 1036 亿英镑用于医疗卫生服务，比 1997 年增加了 594 亿英镑，短短 10 年时间医疗费用增长速度超过了 100%，比 2007 年增加了 69 亿英镑，增速为 7.14%，如表 3.6所示。

---

① 在英国，除了住院医疗保障服务是全民覆盖之外，门诊医疗保障服务也是全民覆盖的。

表 3.6　1997～2008 年英国医疗资金的筹资来源（单位：10 亿英镑）

年份	1997	1999	2001	2003	2005	2007	2008
公共来源	44.2	51.8	59.4	71.1	84.8	96.7	103.6
私人来源	10.8	12.5	14.9	17.7	18.8	21.3	21.8
保费收入	2.1	2.2	2.7	2.9	3.1	3.4	3.6
个人市场	1.1	1.1	1.3	1.5	1.6	1.8	-
企业市场	1.0	1.1	1.4	1.4	1.5	1.6	-

数据来源：Health Systems in Transition in England 2012，http://www.euro.who.int。

截至 2011 年英国约花费 GDP 的 10%用于提供医疗服务，其中公共支出主要包括 NHS 的支出，占医疗总费用的 83.4%。这部分资金中约 75%来自一般税收收入，20%来自国家保险，3%来自共付处方药费用。私人医疗费用支出主要是用于非处方药、共付牙科等，大多数私立医院费用是由商业保险来支付的，截至 2011 年英国约 14%的人口购买了商业医疗保险产品，私人医疗费用支出占医疗总费用的比例是 16%，其中个人和家庭自付费比例相对于其他 OECD 国家而言较低，只有 10%，如表 3.7 所示。

表 3.7　1995～2010 年英国医疗支出情况（单位：%）

年份	1995	2000	2002	2004	2006	2008	2010	2011
医疗总费用占 GDP 比例	6.83	7.04	7.59	8.02	8.47	8.85	9.64	9.2
公共医疗占医疗总费用比例	83.86	79.27	79.86	81.38	81.27	82.35	83.89	83.4
私人医疗占医疗总费用比例	16.14	20.73	20.14	18.62	18.73	17.65	16.11	-
自付费占医疗总费用比例	10.9	13.5	13.3	12.4	12	11.2	9	10

数据来源：World Bank、Health Nutrition and Population Statistics 以及 OECD Health Data 2012。

近年来，为了保证医疗服务质量，2009 年 4 月起由服务质量委员会（The Care Quality Commission，简称 CQC）负责监管英国所有医疗服务和社会服务状况，所有的医疗和社会服务机构都必须在 CQC

注册登记，并按照国家服务标准评价其服务质量，国家病人代表处（The National Patient Agency）与国家医疗服务改善和创新机构（The NHS Institute for Improvement and Innovation）积极支持 NHS 机构采取措施改善病人的安全和服务质量。2010 年联邦政府已经宣布将废除国家病人代表处、国家医疗服务改善和创新机构，改由国家医疗服务委员会（The NHS Commissioning Board）代替其履行职责。目前英国关于医疗服务质量的相关标准主要包括质量和成果框架(The Quality and Outcome Framework，简称 QOF)、质量和创新支付框架（The Commissioning for Quality and Innovation，简称 CQUIN)、质量和透明报告（The Quality Accounts and Transparency，简称 QAT）等，其中QAT 从 2010 年起就要求所有急诊服务机构和精神病服务机构必须每年发布质量账目（Quality Accounts)，从安全性、效用性和病人治疗过程等方面报告其医疗服务质量，旨在提供患者对此类医疗服务机构的相关信息。

可见，英国医疗保障的服务范围不断扩大，其国家医疗保障制度的特点主要是：第一，明确了健康是全体居民应该享有的权利，政府不论其年龄、收入水平、所处地理位置、需要的医疗服务类别等因素的不同，都要其公平享有医疗服务。第二，政府统一提供和分配医疗资源，在英国卫生部作为政府机构直接进行医院建设、划拨分配医疗资金、管理医务技术人员，同时监督和检查医疗服务机构和医务人员的服务质量并进行评估。第三，国家医疗保障制度同样面临着"看病难"和"效率低下"等问题，英国正在不断通过法律改革和完善等措施解决其问题。

3.2.2 瑞典的医疗保障制度

瑞典国土面积 45 万平方公里，是西欧第三大国家，目前共有 950 万居民，人口预期寿命较高，男性预期寿命是 79 岁，女性是 83 岁。2010 年 65 岁及其以上的人口占总人口的 18%，80 岁及其以上人口占比是 5%，是欧盟老龄化比例最高的国家之一，它的行政区域包括 290

个市、20 个郡议会和 4 个区，相互之间没有隶属关系。

瑞典实施的国家医疗保障制度源自 1961 年的《疾病补偿法》，在此基础上 1982 年颁布实施了《健康与医疗服务法》，规定医疗保障是所有国民都应该平等享受的基本社会保障，由瑞典国家公共医疗机构（The Swedish National Institute of Public Health，简称 SNIPH）负责评估医疗服务质量。2003 年瑞典提出医疗保障制度的总目标"为全民公平地获得良好的健康创造社会条件（Create Societal Conditions for Good Health on Equal Terms for the Whole Population)"。瑞典实行的全民医疗保障制度规定所有居民都可享有政府资助的医疗服务，18 岁以下无证移民可享有健康补贴，与永久性居民的儿童享有同样的权利，无证成人移民可获得无补贴的即时护理服务。

瑞典国家医疗保障制度的特点是"共享责任，分散提供健康服务"。首先，中央政府、郡议会和市政府共同对健康医疗服务负责，由《健康与医疗服务法》（The Health and Medical Service Act）规定了郡议会和市政府所需承担的责任，中央政府的责任是按照法律规定与瑞典当地政府和地区协会（The Swedish Association of Local Authorities and Regions，简称 SALAR）达成共识，制定有关健康和医疗服务的基本原则、指导意见和备忘录。其次，瑞典的医疗服务提供主要依靠郡议会和市政府。瑞典医疗保障制度规定每个郡议会必须为当地居民提供质量良好的健康和医疗服务，同时还要求郡议会还要为本地 20 岁以上人口提供牙科治疗服务。在瑞典，郡议会作为政治机构，每 4 年由当地居民进行选举产生。瑞典的市政府负责提供居家或者其他老年人的医疗服务，包括身体失能老人、精神病老人及出院后需要护理的老人。

尽管瑞典医疗保障制度为该国国民的健康提供了良好的条件，但是，仍面临着效率不高和质量方面的问题。例如由于等待时间较长，尤其是白内障和髋关节等手术等待治疗的时间过长一直被人们诟病。瑞典在 2005 年引入了健康服务保证条款，承诺社区医疗服务等候时间不超过 7 天，专科治疗和手术治疗不超过 90 天。如果超过 90 天，患者的医疗成本包括差旅费都由郡议会支付。在 2006 年，74%的患者认为得到了及时治疗，2010 年这一数据攀升到了 80%，这一政策取得了较好的效果。另外，为了提高医疗质量水平，2011 年初瑞典改革了《患者安全法》（The Patient Safety Law），为每个患者、消费者提供了及时反映治疗效果的机会，增加公众影响健康医疗服务的影响力。此外，瑞典医疗保障制度还采用疾病管理项目（DMPs）、医疗服务质量登记（Registries）、公开报告和绩效指标（Public Reporting and Performance Indicators）等方法来保证其医疗服务质量：首先是 DMPs，在国家层面，医疗与社会福利国家委员会等机构支持各地当局对医疗服务进行系统性检查，并且通过建立区域性而不是地方性医疗服务中心来扩大保障范围，改善医疗质量。例如关于癌症治疗计划正准备建立 6 个区域性治癌中心，方便各地居民就诊同时能够严格控制质量。其次是医疗服务质量登记。目前瑞典有 60 多个质量登记中心，郡议会共发布了 100 多个质量指标，通过质量登记大大提高了人们比较不同医疗机构服务水平和疗效的便利性。最后是公开报告和绩效指标。到 2010 年瑞典已经形成了 18 个目录 134 个绩效指标用于考核医疗保障的质量。从 2006 年瑞典的郡议会每年都要公开比较医疗机构的绩效指标来反映其效率和质量情况，即所谓的"公开比较"。

1965～2011 年瑞典医疗保障覆盖人数如图 3.10 所示。

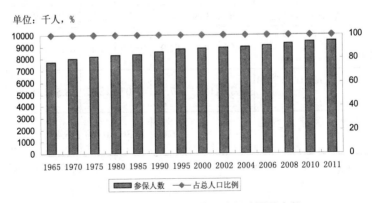

图 3.10　1965～2011 年瑞典医疗保障覆盖人数

数据来源：OECD Health Data。

3.2.2.1 瑞典医疗保障制度的保障范围

瑞典医疗保障制度的保障范围包括政府资助医疗保障、共付费项目和安全网。第一，政府资助医疗的保障范围包括公共医疗、预防服务、住院和门诊服务、基础医疗、住院和门诊处方药、精神病治疗、儿童青年牙科服务、康复治疗、失能护理服务、病人交通费用、居家护理、长期护理服务和护理院护理服务等，如图 3.11 所示。瑞典《健康护理法》（The Health Care Act）规定了居民选择任何认可的公共或私人初级医疗服务提供者的可能性，患者如要选择专科服务通常都选择郡议会认可资助的公共或私人医院或诊所。患者还能根据需要选择其他国家的医院进行治疗。另外，处方药和牙科护理资助由国家机构统一制定实施。第二，共付费项目。在上述政府资助的医疗保障项目中有很多是需共付费的项目，患者接受基础护理需支付 16～35 美元/次，接受专业治疗需支付 31～47 美元/次，住院要支付 12 美元/天。截至 2011 年家庭自付费占医疗总费用支出的 16%，如表 3.8 所示。第三，安全网保障范围。在瑞典儿童不需支付任何医疗费用，每年 279 美元的自付药品限额由其家庭承担。

表 3.8　1995～2010 年瑞典医疗支出情况（单位：%）

年份	1995	2000	2002	2004	2006	2008	2010	2011
医疗总费用占 GDP 比例	7.96	8.24	9.30	9.20	8.95	9.23	9.63	9.5
公共医疗占医疗总费用比例	86.65	84.89	82.05	78.99	81.13	81.50	81.10	81.7
私人医疗占医疗总费用比例	13.35	15.11	17.95	17.07	18.87	18.50	18.90	-
自付费占医疗总费用比例	-	-	16.60	16.30	16.60	16.40	16	16

数据来源：World Bank、Health Nutrition and Population Statistics 以及 OECD Health Data 2012。

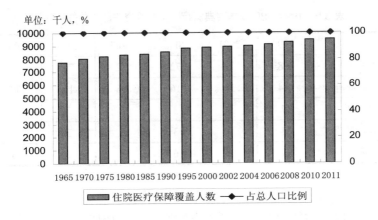

单位：千人，%

图3.11　1965～2011年瑞典医疗保障制度覆盖的住院人数[①]

数据来源：OECD Health Data。

3.2.2.2　瑞典医疗保障制度的筹资渠道

瑞典医疗保障制度的筹资主要来自政府公共税收筹资，还有小部分来自商业医疗保险。政府公共医疗支出主要来自中央和地方税收，由郡议会决定当地居民缴纳的医疗保险税率，中央政府提供处方药补贴，另外还要根据各地平均收入、人口特征和地理条件等的不同通过特许资助郡议会和市政的医疗公共支出。目前，瑞典20个郡议会都资助精神病治疗和专科服务，289个市政资助居家护理、护理院护理服务，它们的资金有70%来自本地收入税收、30%来自中央政府特许资助和患者缴纳的各种费用，如表3.9所示。2009年政府公共医疗支出占医疗总费用的81.5%，如表3.8所示。关于商业医疗保险，2009年约4%人口享受了补充自愿医疗保险（Voluntary Health Insurance，简称VHI），投保人可以较快获得私人医疗机构的护理和专科服务，80%的VHI投保人都是由雇主缴纳保险费的，2009年VHI医疗支出占医疗总费用的0.2%。

[①] 在瑞典，除了住院医疗保障服务是全民覆盖之外，门诊医疗和药物保障服务也是全民覆盖的。

表 3.9　1999～2009 年瑞典医疗资金的筹资来源（单位：%）

年份	1999	2001	2006	2007	2008	2009
税收收入	68	72	72	72	71	71
一般国家补助	14	16	16	16	17	17
医疗补贴	7	3	3	3	3	3
患者自付费	3	3	3	3	3	2
其他来源	7	6	6	6	6	6

数据来源：Health Systems in Transition in Sweden 2012，http://www.euro.who.int。

　　为了给所有国民提供健康服务和保障，瑞典中央政府专门成立了健康和福利国家委员会（The National Board of Health and Welfare），负责为中央政府提供医疗服务建议和监管政策建议；SALAR 代表 290 个市政府、20 个郡议会和 4 个区的政府、专家和雇主的利益，与中央政府协商医疗保障的政策；医疗责任委员会（The Medical Responsibility Board）作为政府代表负责调查医疗服务中医疗技术人员违反标准的行为；瑞典健康技术评估委员会（The Swedish Council on Health Technology Assessment），负责为患者确立最优的治疗方法和最优的配置医疗资源；牙科和药品补贴代理机构（The Dental and Pharmaceutical Benefits Agency）作为中央政府的代表负责分配处方药或牙科治疗过程中是否给患者补贴；药品代理机构（The Medical Products Agency）作为政府机构，负责监管和检查药品的研发、生产和市场销售等。另外，根据健康和福利国家委员会的安排，由国家特别医疗服务委员会负责协调 6 个健康服务区（Health Care Regions）的医疗资源，这 6 个健康服务区能够优先配置先进的医疗服务资源，为全国的居民提供服务。

　　综上所述，以英国和瑞典为代表的国家医疗保障制度的主要特征包括 4 点：首先，此类医疗保障制度主要依赖政府公共税收筹集资金维持运作，商业保险等私人医疗资金不多，英国和瑞典公共医疗费用支出占比均高于 80%，远远高于其他 OECD 国家。其次，国家医疗保障制度建立的主要目的是维护医疗服务的公平性，因此这类制度不以盈利为目的。再次，基本医疗服务费用支出方面，个人及其家庭自付费占医疗费用比例较低，政府以各类医疗服务计划、项目和法案等形式补贴、减免医疗费用。最后，政府重视医疗服务安全和质量，通常设立专门机构制定医疗服务安全和质量评价标准，并评估和负责搜集患者对医疗服务机构和医务工作人员的评价数据并定期对外公布。

3.3　法定医疗保障制度

法定医疗保障制度的特点是通过立法实施强制性的医疗保障制度，要求每个国民都必须参与法定医疗保险，在参加法定医疗保险的基础上可参与商业保险作为补充，并将商业保险公司纳入国家医疗法律监管范围。这种医疗保障制度正在不断扩大保障范围，例如近年来将长期护理保险作为法定医疗保障项目之一。目前德国和日本都实施这一制度，所不同的是德国允许个人和家庭根据收入标准选择是否参与法定医疗保险，日本则要求所有国民必须参与法定医疗保险。

3.3.1　德国的医疗保障制度

德国医疗保障制度源自1883年《疾病保险法》，当时的首相俾斯麦根据疾病保险基金的原则说服议会颁布了这一国家医疗保险制度。之后德国医疗保障制度历经挑战和变革，1995年政府引入了法定长期护理保险，1996年赋予德国居民选择疾病基金的权利，目前德国医疗保障制度囊括了法定医疗保险、法定护理保险和商业医疗保险等。德国居民可以根据收入状况选择参与三类医疗保险：第一类是政府法定医疗保险（Statutory Health Insurance，简称SHI），这是德国最基本的保障形式，目的是为国民提供基本的社会医疗保障。目前德国规定年收入低于50850欧元的居民必须参与法定医疗保险，大约700万的人口是这一保险的投保人，医疗保险机构不得对投保人的年龄、性别、身体状况及其家庭成员数量等方面进行风险选择，属于强制性保险。第二类是私人医疗保险（Private Health Insurance），年收入高于 50850 欧元的居民可以自主选择是加入法定医疗保险还是私人医疗保险。第三类是同时参保法定医疗保险和私人医疗保险，选择这类保险的居民通常是在参保了法定医疗保险的基础上购买补充型商业医疗保险产品。

从 20 世纪 70 年代之后，德国政府陆续推出了很多改革措施来遏制医疗费用的过快增加。例如，1972 年德国开始实行法定农村医疗保障制度，规定被保险人可以是农民、共同劳动超过 15 年的家庭成员和终老财产者，要求自雇农场主及其配偶和其他家庭成员必须按照法律参与法定医疗保险，同城镇职工一样，农民要根据自己的经济收入缴纳医疗保险费。同时，考虑到农民工作的不稳定性和收入的不确定性，德国政府要承担给农民提供医疗保险津贴的法定义务。1977 年引入了医生协会总额预算方案，1984 年引入了医院总额预算方案。其中比较重大的改革是 2003 年德国通过了《医疗保障现代化法》（The Health System Modernization Law），旨在提高医疗资源的经济效率，增加投保人的成本意识。该法案的主要内容包括：第一，扩大了投保人的缴费基数，在原有工资收入的基础上将其他收入都纳入医疗缴费基数范围里。第二，增加患者自付费项目，如患者必须支付挂号费和支付 10% 的药品费用、提高住院费用的自付比例等。第三，降低了雇主的医保缴费负担，将原来雇员病假期间由雇主和雇员共同支付病假补贴的保险费改变为雇员自付。

德国最近一次关于医疗保障制度的改革是在 2007 年颁布实施了《法定疾病保险——强化竞争法》，该法案的主要内容是：第一，要求所有德国居民必须投保医疗保险，不论是法定医疗保险还是商业医疗保险，如果截至 2007 年 7 月 1 日没有投保任何医疗保险，此期间患病不能享受基本的医疗服务，而且需要支付欠缴的保费并缴纳罚款；第二，逐渐建立覆盖德国全体国民的疾病保险，要求所有德国居民必须投保医院和门诊治疗保险，并且要求这类保险产品必须承保怀孕医疗检查项目；第三，将居民护理服务纳入法定长期护理保险制度；第四，引入竞争机制，原有的 250 个州部门健康保险基金不再受法律保护，居民可以自由选择保险基金，各个健康保险基金之间要通过竞争赢得患者才能获得政府补贴，否则就可能被兼并或者重组；第五，取消了商业健康保险公司之间客户流动转移的"关税"，也就是客户中止从一家商业健康保险公司投保，转而投保另一家保险公司的成本几乎是零。这虽然在一定程度上能够提高商业医疗保险市场的效率和服务，但是需要保险公司计提更多的准备金，也就间接地增加了其经营成本。

作为目前欧盟最大的经济体，德国实施联邦制政治体制，行政区域方面共有 16 个州组成，国土面积 35.7 万平方公里，总人口约 8100万，是目前欧盟人口最多的国家，也是世界上仅次于日本和意大利人口老龄化程度的国家，2011 年其 65 岁及其以上人口占比高达到 20.7%[①]。随着出生率的降低，德国人口赡养压力陡增。截至 2011 年，德国法定医疗保险（Statutory Health Insurance，简称 SHI）覆盖了德国 85%人口，私人医疗保险约有 10%的客户，如图 3.12 所示。另外政府对公务员、军人、警察等特殊人群制定并实施了特定的医疗保险政策，无合法证明的移民则可以享受疾病社会救助。其中法定医疗保险参保人的配偶和未成年子女自动被视为被保险人，且不需缴纳医疗保险费，除了病假津贴外，享有相同的医疗保险待遇。

3.3.1.1　德国医疗保障制度的保障范围

德国法定医疗保障范围包括预防保健、住院和门诊服务、医生服务、精神病治疗、牙科处方药、康复治疗、医疗救助、病假补偿等项目，如图 3.13 所示。预防保健项目包括常规牙科保健、基本免疫接种、慢性病检查和特定年龄段的癌症检查等项目。除此之外，联邦联合委员会（The Federal Joint Committee）还规定了很多可资助的医疗服务项目。例如，从 1995 年法律规定实施覆盖全民的长期护理保险（Long-term Care Insurance，简称 LTCI）制度，LTCI 的补贴金额取决于法定医疗保险审查委员会对个人护理需求的评估和每一护理等级的

---

① 2011 年日本和意大利的 65 岁及其以上人口比例分别是 23.3%和 21%。数据来源：OECD Health Statistics 2013，http://dx.doi.org/10.1787/health-data-en。

费用最高限额。

单位：千人，%

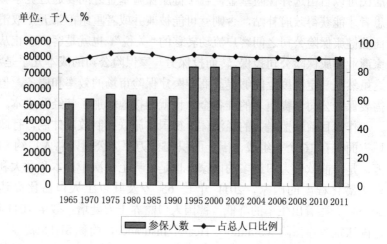

图 3.12　1965～2011 年德国医疗保障制度的覆盖人数

数据来源：OECD Health Data。

单位：千人，%

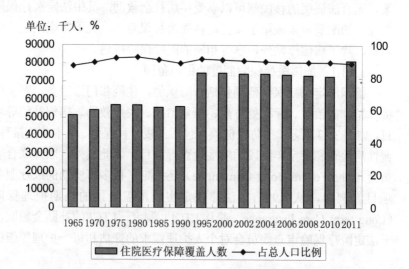

图 3.13　1965～2011 年德国医疗保障制度覆盖的住院人数

数据来源：OECD Health Data。

德国法定医疗保险按照法律地位和组织不同由国内 7 大类共 154 家非营利性的疾病基金运行，具体是指地区疾病基金（General Local Insurance Fund）、替代性疾病基金（Alternative Health Insurance Fund）、以公司为基础的疾病基金（Company Health Insurance Fund）、行会疾病基金（Guild Health Insurance Fund）、农民疾病基金（Agricultural Health Insurance Fund）、矿工疾病基金（Sickness Fund for Miners）和海员疾病基金（Sickness Fund for Seamen）。它们分别属于不同的疾病基金协会，独立运作。

除了法定医疗保障项目外，德国还规定了共付费保障项目和安全网保障项目。其中共付费项目主要是药品和牙科护理，自 2004 年在日间护理咨询服务中也需缴纳共付费用，超过 28 天的门诊和康复治疗也要支付共付费。截至 2010 年，共付费支出占法定医疗保险收益的 2.85%。此外，18 岁以下孩子不需支付共付费，或者可以申请法定医疗保险疾病基金实施减免措施。此外安全网保障项目规定要求共付费支出不得超过家庭收入的 2%，对慢性病患者设定 1%为共付阈值。

德国法定医疗保险待遇根据补偿方式不同，可以分为医疗服务待遇、现金待遇和护理待遇三大类。首先是医疗服务待遇，主要包括预防、治疗和康复、药品及医疗康复辅助器械购买。预防待遇方面包括 6 岁以下儿童体检和早期预防接种，35 岁以上成年人每 2 年的心脑血管疾病筛查体检等；治疗和康复待遇方面主要包括参保者接受住院治疗服务，康复服务以及助产士、理疗师所提供的诊治服务和家庭护理服务等；药品和医疗康复辅助器械购买主要是指参保者必须自付购买处方药品和 18 岁以下未成年人眼科、耳科、牙科医疗辅助器械零售价格 10%的费用，每次自付费上限是 10 欧元，购买非处方药的法定医疗保险按照法定参考价格（Reference Price）补偿，实际价格超过参考价格的部分由患者自付。其次是现金待遇，包括工资补贴、12 岁以下儿童护理补贴和孕期补贴等。根据患者患病时间长短、患病类型、患者性别、家庭状况等分别实施不同的补贴方法。例如，法定医疗保险为患病儿童的父母提供工资补贴，每年补贴上限是 10 天，如果是单亲家庭可延长至 20 天，如果既是单亲又有多个儿童可延长至 50 天。最后是护理待遇，主要包括儿童照护和长期护理。例如参保者患病，法定医疗保险为其未成年子女提供免费照护服务。

3.3.1.2 德国医疗保障制度的筹资渠道

德国的医疗保障制度筹资渠道主要包括法定医疗保险（SHI）、私人医疗保险（PHI）和自付费。第一，法定医疗保险筹资。2011 年 7 月 SHI 由 154 个医疗保险基金会运行，它们都是受法律监管的自主经营、非营利性的、非政府组织，其资金主要来自征收的 8%雇员工资税收入和 7.3%的雇主税收收入。从 2009 年德国政府按风险调整资金公式来分配法定医疗保险资金，这一公式主要考虑了 80%的慢性病和重病患者的年龄、性别和患病率等因素。2009 年法定医疗保险费用占医疗总费用的 57.8%。第二，私人医疗保险（PHI）筹资。德国的 PHI 对 SHI 发挥着替代作用，其保障人群主要是公务员、雇主和不参保 SHI 的雇员及其家属。政府对商业医疗保险公司实施监管，避免其随意提高保险费。2009 年 1 月起，PHI 支出占医疗总费用的 9.3%，PHI 按规定为不能参与 SHI 和支付不起风险保费的投保人提供基本医疗保障。因此德国的 PHI 起到了基本和补充医疗保险的作用，政府不资助 PHI。第三，自付费筹资。截至 2011 年自付费占医疗总费用的 12%，其中大部分来自药品费、护理费和医疗救助费用等，如表 3.10 和表 3.11 所示。

表 3.10　1992～2002 年德国医疗资金的筹资来源（单位：%）

年份	1992	1994	1996	1998	1999	2000	2001	2002
公共来源	77.7	77.0	77.2	75.3	74.8	75.5	74.9	75.2
税收	13.0	12.9	10.8	8.1	8.0	7.9	7.8	7.8
法定医疗保险	60.7	59.7	57.4	56.7	56.8	56.9	57.0	56.9
法定退休保险	2.3	2.4	2.4	1.7	1.7	1.8	1.8	1.7
法定意外保险	1.8	1.9	1.7	1.7	1.8	1.7	1.7	1.7
法定长期护理保险	-	-	4.9	7.0	7.1	7.2	7.0	7.0

年份	1992	1994	1996	1998	1999	2000	2001	2002
私人来源	22.3	23.0	22.8	24.7	25.2	24.5	25.1	24.7
自付费/NGOs[①]	10.7	11.1	11.3	12.6	12.3	12.2	12.3	12.2
私人保险	7.3	7.6	7.3	7.8	8.3	8.2	8.2	8.4
雇主	4.3	4.3	4.2	4.2	4.1	4.1	4.1	4.1

数据来源：Health Systems in Transition in Canada 2004，http://www.euro.who.int。

表 3.11　1995～2010 年德国医疗支出情况（单位：%）

年份	1995	2000	2002	2004	2006	2008	2010	2011
医疗总费用占 GDP 比例	10.09	10.29	10.64	10.58	10.63	10.69	11.64	11.2
公共医疗占医疗总费用比例	81.59	79.80	79.29	74.36	76.43	76.55	77.08	76.5
私人医疗占医疗总费用比例	18.29	20.20	20.71	21.86	23.57	23.45	22.92	
自付费占医疗总费用比例	9.6	11.1	11.4	13.4	13.7	13.3	-	12

数据来源：World Bank、Health Nutrition and Population Statistics 以及 OECD Health Statistics database。

德国法定医疗保险对外由卫生部负责统一管理和监督，对内则由联邦联合委员会（The Federal Joint Committee）负责制定和执行具体的政策，分别由联邦疾病基金协会（Federal Association of Sickness Funds）、医院联盟（Hospital Federation）和法定医疗保险医师协会（Federal Association of SHI Physicians）监督与管理其成员执行医疗服务标准和质量标准等。

德国的医疗质量标准是由法律和联邦联合委员会（The Federal

① NGOs:nongovernmental organizations.

Joint Committee）具体规定的，结构质量（Structural Quality）由质量管理系统规定，规定医生必须进行继续教育学习，并要求对药品和医疗程序进行医疗技术评估。患者享受医疗保障服务之前，所有的诊断医疗程序都要评价其医疗后果和服务效率。德国 2250 家急诊医院都必须通过法定质量系统出具医疗程序和医疗结果质量报告，从 2007 年德国要求所有医院都要根据联邦质量保险办公室选定的 27 个指标公布其质量报告。另外，2002 年德国还推出了疾病管理项目（Disease Management Programs，简称 DMPs），以此来激励疾病基金会为慢性疾病患者提供更好的服务，截至 2011 年 6 月，德国共有 10893 个区域性 DMPs 接受了 590 万患者注册，约占 SHI 投保人的 8%。

总之，德国开创了将医疗保障法治化的先河，世界历史上第一次通过专门的法律明确了国民享有的医疗服务权利及其承担的责任义务。除了强制性特点之外，德国医疗保障制度兼具灵活性，比如德国充分考虑了居民的收入差异及其医疗服务需求等实际状况，允许收入较高的人群自由选择参与法定医保或者私人医疗保险，抑或是两者兼而有之。另外，德国医疗保障制度充分考虑了近年来广受关注的老年长期护理问题，将长期护理保险纳入医疗保障制度范围，为国民提供了"生、老、病、死"等全面的医疗服务保障。

3.3.2 日本的医疗保障制度

不同于德国允许高收入者自主选择参保法定医疗保险或是私人医疗保险的情况，日本实施全民法定医疗保障制度，具体由 3500 多家非竞争性公共保险公司、准公共保险公司、大公司经营的保险公司实施。雇员及其家庭（约占人口的 60%）必须投保雇主提供的医疗保险计划，40% 的人口（失业人口、雇主和退休人）投保本地、市、县政府管理的居民医疗保险计划，个人不能自主选择医疗保险项目，未投保人群必须连续补充两年的保险金才能重新参保。

日本医疗保障制度的发展经历了三个阶段：第一阶段是从 1922 年到 1945 年的萌芽阶段。早在 1905 年日本公共企业就成立了互助疾病协会保障职员的健康权利，1922 年通过了《健康保险法》(The Health Insurance Act)，从此开启了建立法定医疗保障制度的大门。在实践中，日本借鉴了德国的很多经验做法，例如实施雇主和雇员共同参与的医疗计划，早在 1927 年就有手工业者参保该类医疗保险，从 20 世纪 30 年代起，日本对普通居民实施社区自愿投保的居民健康保险计划，截至 1943 年日本 70%的人口投保了居民健康保险、政府主办的健康保险、社会管理的健康保险和互助疾病协会的医疗保险。第二阶段是从 1945 年到 1961 年法定医疗保障制度的建立阶段。这是日本医疗保障制度建立的最关键时期。1950 日本社会保障制度审议会作了关于社会保障制度的报告，之后主管人力与社会保障的厚生省确立了"全国普及国民健康保险 4 年规划"目标，1958 年通过了新的《居民健康保险法》规定所有没有参与雇员医疗保险计划的人口必须参与居民健康保险，直到 1961 年日本境内所有的地区和省份都建立了居民健康保险，日本所有的人口几乎都参保了各类医疗保险。这得益于当时日本国内居民消费结构转换、不断提高的城市化水平和持续增长的经济水平。但是由于当时各类医疗保险计划要求的共付费用不同，例如参保居民健康保险的投保人必须支付 50%的医疗服务费和药品费用，而其他医疗保险计划则低于这一水平，此类保险计划之间的不平等现象遭到人们的强烈不满。第三阶段是从 1961 年到 1982 年期间，为解决不同医疗保险计划之间的不平等问题，日本居民健康保险计划逐渐调低了共付费比例，由原来的 50%降低到 30%，同时对老年人实施免费政策。20 世纪 70 年代受到石油危机的冲击和国内老龄人口持续增长的影响，日本财政压力陡然增大，于是在 1982 年修改了《健康保险法》，规定雇员必须支付 10%的共付费用，1997 年上调到 20%，2003 年又提高至 30%，老年人的共付费比例根据其收入是否高于工人平均收入水平来确定，低于平均收入的老人共付费比例在 2003 年是 10%，反之则要支付 20%的共付费，超过 70 岁的老年人只需支付 10%的共付费。

日本素有"千岛之国"的美名，国土主要是由本州、九州、四国和北海道 4 个大岛和其余 7000 多个小岛构成，陆地面积约 37.8 万平方公里。日本与英国类似，实施君主立宪制，行政区域分为一级行政区和二级行政区，其中一级行政区包括都、道、府、县，它们之间是平行关系，全国共有1个都（东京都）、1个道（北海道）、2个府（大阪府和京都府）和43个县。每个都、道、府和县下设二级行政区，具体包括市、町、村。2012年日本人口总数是1.27亿，连续三年减少，日本少子化和老龄化问题严重，早在20世纪90年代日本65岁及以上人口就超过了10%，步入老龄化社会。进入21世纪以来，老龄化趋势日趋严重，目前超过1/5的人口呈现老龄化及高龄化特征，给日本的医疗保障制度造成了极大挑战。

目前日本法定医疗保障制度面临的挑战主要包括：第一，可供居民选择的医疗保险计划类型较少。雇主必须为在职雇员提供医疗保险计划，包括退休职员在内的其他民众必须参加居民健康保险计划，否则就得不到公共救助。第二，对医疗服务提供者的资金支持几乎相似。日本目前的医疗保障体系主要包括雇主提供的雇员医疗保险计划和普通居民参保的社区医疗保险计划（即居民健康保险计划），这两类保险计划覆盖的医疗服务类型差别较大，参保人自付的比例也各不相同，但是这两类不同医保计划的提供者取得的收入几乎没有差异，引起了他们的不满。第三，日益严重的人口老龄化问题引起的医疗费用增长给政府财政造成了极大的压力。尽管为了缓解财政压力和提高医疗资源效率，日本法律不断调高投保人的共付费用承担比例，但是日本的公共医疗费用支付仍占总医疗费用的86%[①]。

1965～2011年日本医疗保障制度的覆盖人数如图3.14所示。

---

① Naokilegami et al., Japanese Universal Health Coverage: Evolution, Achievements,and Challenges. published www.thelancet.com, 2011(9):1106-1115.

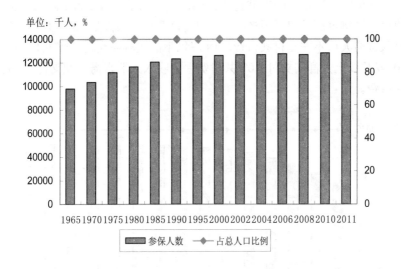

单位：千人，%

图 3.14　1965～2011 年日本医疗保障制度的覆盖人数

数据来源：OECD Health Data。

3.3.2.1　日本医疗保障制度的保障范围

日本医疗保障制度相对于欧洲国家起步要晚的多，但其保障范围和层次相对广泛。早在 1950 年《关于社会保障制度的报告》中描写的社会保障制度就已经囊括了社会保险、国家救助、社会福利、公共卫生及医疗四大组成部分。

目前日本法定医疗保障的范围包括法定服务项目、共付费项目和安全网 3 个部分。第一，法定医疗服务项目。这主要包括医院治疗、门诊治疗、精神病治疗、批准的处方药及大部分牙科治疗服务，如图 3.15 所示。另外，从 2000 年起，长期护理保险服务也被纳入了法定医疗保障制度体系，由都、道、府、县、市、町、村各级政府按法定比例出资并负责本地区人口的长期护理服务申请审批、执行及其费用的报销和管理等事宜。第二，共付费。截至 2009 年自付费占医疗总费用的 15.8%，日本规定所有医疗保障服务都必须有 30%的共付比例。第三，安全网。日本30%的共付费比例已经很高了，所以为了防止其中的自付比例过高采取了很多措施，如自付费每月限额是 1056 美元。低收入贫穷人口不需支付共付费，18 岁以下的人群需支付 20%共付费，70 岁及以上人群需支付 10%共付费，高收入人群则需全额支付 30%共付费。

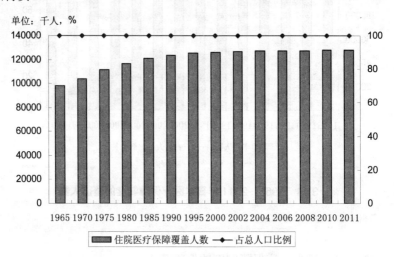

单位：千人，%

图 3.15　1965～2011 年日本医疗保障制度覆盖的住院人数

数据来源：OECD Health Data。

3.3.2.2　日本医疗保障制度的筹资渠道

日本医疗保障制度的筹资渠道按主体可分为被保险人缴纳医疗保险费、各级政府公共税收和个人自付费（包括商业医疗保险），其中医疗保险费占比最大，政府公共税收用于医疗费用支出占比次之，个人自付费占比最小。

由于日本一般按照就业情况和年龄投保不同的医疗保险，所以其医疗保障制度的具体筹资渠道分为基于就业情况投保的医疗保险筹资、社会医疗保险筹资、自付费筹资和商业医疗保险筹资 4 种，如表 3.12 所示。第一，基于就业情况投保的医疗保险筹资渠道。在日本，大公司的雇员必须投保本公司提供的医疗保险,保费是其收入的3%～10%;中小公司雇员则按收入的9.5%统一缴纳保费参保社会医疗保险;政府公务员投保互助会(Mutual Aid Societies)。这些保费不能完全满足医疗成本,所以还需政府提供资助。第二,社会医疗保险筹资。日本1/3的医疗支出是由中央和地方税收收入筹集用于40%人口的医疗费用,75岁及以上高龄人口由高龄老人保险系统提供保障,其费用来自一般税收收入。第三,自付费筹资。截至2011年自付费占医疗总费用的14%,如表3.13所示。第四,商业医疗保险。其客户多是成年人,患者能够根据患病类型和服务项目获得现金补贴。

表3.12 1955～2005年日本医疗资金的筹集来源(单位:%)

年份	1955	1965	1975	1985	1995	2005
医疗总费用	100	100	100	100	100	100
总税收	15.9	25.9	33.5	33.4	31.7	36.4
中央政府	11.6	22.1	28.9	26.6	24.2	25.1
地方政府	4.2	3.9	4.6	6.8	7.5	11.4
医疗总保费	45.5	53.5	53.5	54.3	56.4	49.2
雇主缴纳保费	23.5	26.1	25.1	23.4	24.5	20.2
雇员(包括自营主)缴纳保费	22	27.4	28.4	30.9	31.9	28.9
患者自付费	38.7	20.6	13	12.3	11.9	14.4

数据来源:Health Systems in Transition in Japan 2009,http://www.euro.who.int。

表3.13 1995～2011年日本医疗支出情况(单位:%)

年份	1995	2000	2002	2004	2006	2008	2010	2011
医疗总费用占GDP比例	6.88	7.69	7.97	8.04	8.19	8.51	9.49	
公共医疗占医疗总费用比例	83.03	81.28	81.48	79.41	79.45	80.78	82.53	82.6
私人医疗占医疗总费用比例	16.97	18.72	18.52	18.27	20.55	19.22	17.47	
自付费占医疗总费用比例	14	15.40	15.60	16.20	17.00	15.80	-	14

数据来源:World Bank、Health Nutrition and Population Statistics 以及 OECD Health Data 2012。

综上所述，我们能够发现日本医疗保障制度的显著特点：第一，保障范围广的同时医疗保障的质量也很高。例如对 70 岁以上老人实施免费医疗制度，对儿童实行医疗服务补贴制度，另外为了鼓励参保积极性还提高了被保险者抚养者医疗保险给付比例等。第二，依法构建、实施、调整和完善医疗保障制度。从建立、执行、经办、管理、调整和改革皆先立法，被保险人、保险人、政府、医疗服务机构等各方主体的权利、义务都由法律规定，此外还依法建立了厚生省和医疗保险制度审议会负责监督和管理医疗保障制度的运作。为了适应不同时期经济社会发展情况，几乎每次国会都会涉及医疗保障法律的修改和调整，例如 20 世纪 70 年曾实施老人免费医疗制度，但由于受经济衰退限制，再加上少子老龄化趋势严重，废除了这一制度，后来考虑到高龄人口失能和经济负担等实际问题又分别在 2000 年实行了法定长期护理保险制度、2008 年实施了高龄者医疗制度。第三，注重家庭医疗保障作用。同属于亚洲文化圈，日本也深受儒家倡导的家庭观念影响，强调家庭自助在医疗保障中的积极作用。日本政府颁布了《健康促进法》，倡导健康保健等文化，鼓励家庭成员通过自助形成健康的生活习惯和保健方式逐渐实现国民自我健康管理目标，减轻国家负担。除此之外，日本医疗保障制度吸引了非政府组织广泛参与，它们通过协调整合社区资源，为失能人员及其家庭提供医疗保健、护理服务，使其能够在家里或者社区就能得到所需要的医疗服务，优化了医疗资源配置。

关于法定医疗保障制度，我们从德国和日本两个代表性国家的具体实践中能够发现，法定医疗保障制度与前述全民医疗保障制度的不同之处主要表现在：第一，通过颁布医疗保险之类的专门法律强制性要求所有国民都必须参加医疗保障，其中德国根据人口收入状况赋予参保人员选择不同类型的医疗保障的权利，日本则没有。第二，法定医疗保障制度的筹资渠道主要是依靠参保人员及其企业缴纳的医疗保险税或者医疗保险费，国家对贫困人群等特定人群实施医疗救助或费用减免，从而使得国家、企业、个人及家庭共同承担医疗保障的责任和义务，不同于全民医疗保障制度国家税收出资为主的模式。第三，商业医疗保险等私人医疗保障项目广受欢迎。随着人口的老龄化趋势加剧和医疗服务需求多样化，部分中高收入人群发现法定医疗保障服务已经很难满足其需求，开始逐渐青睐商业医疗保险项目。

3.4　商业医疗保障制度模式

美国实施以商业医疗保险为主体的医疗保障制度，其医疗保障制度的法律基础是罗斯福执政时于 1939 年颁布的《社会保障法》，规定要建立覆盖城市居民的公共卫生体系。1920 年之前，美国绝大多数居民是没有医疗保障的，1929 年德克萨斯州的达拉斯市的贝勒医院创立了蓝十字医疗保险计划，通过缴纳较少的保险费获得医疗护理服务，20 世纪 30 年代末蓝盾医疗保险计划开始创立，这两个非营利组织的成功激发了更多的商业保险公司进入医疗保险市场。特别是二战后由于劳动力短缺促使雇主为员工提供医疗保险和福利，1953 年艾森豪威尔担任总统后大力支持商业医疗保险的覆盖范围，他坚持政府在医疗保障方面的职责是引导国民参保各类医疗保险，发挥市场的作用，而不是由政府提供并承担医疗保障的所有事务，这进一步促进了商业医疗保险在美国的发展。1965 年美国第 36 届总统约翰逊专门颁布了针对老年人的《医疗照顾及援助法》，即目前美国的公共医疗保障项目：医疗照顾和医疗救济。1969 年尼克松总统上台后陆续出台了《职业安全及健康法》和《健康维持组织法》等保障职工人身安全和工伤医疗保障的法律。之后随着医疗费用上涨问题突出和医疗保障覆盖面窄等问题，美国对其医疗保障制度进行了多次改革。例如，1980 年《医疗保险修正法》，旨在提高住院自费比例减少政府负担；还有 1996 年克林顿提出的《健康照顾改革法》，旨在扩大医疗保险的覆盖率；2010年 3 月 23 日奥巴马签署了《平价医疗法》（The Affordable Care Act），旨在通过"强制医保"将全民纳入医疗保障体系，此后经过长达两年的医疗保险改革辩论,最终在 2012 年美国最高法院裁定这一法案符合宪法。

目前，美国医疗保障制度是以商业医疗保障为主体，政府公共医疗保障制度主要为一些特殊群体提供医疗保障服务，主要包括老年人医疗照顾、低收入人群的医疗救济、困难家庭儿童医疗服务、军人及家属医疗服务（Military Health Benefits）等。截至 2010 年，56%的美国人口投保商业医疗保险来享受基本医疗保障，其中 51%投保人是由雇主支付保险费，5%是自付费；27%的人口享受各类公共医疗保障服务，其中 14%享受医疗照顾（这是联邦专为 65 岁及以上老年人和残疾人提供的保障），12%享受医疗救济（联邦—州专为低收入人口提供医疗保障），1%享受军事医疗保障。但即使有医疗保障，美国很多人仍需要自付很大比例的医疗费用，另外还有 16%的人口（相当于5000 万人口）没有医疗保障。针对儿童，美国联邦—州政府专门设立了儿童医疗保险项目（Children's Health Insurance Program）为低收入家庭的儿童提供医疗保障，目前美国正在实施《患者保护与平价医疗法》（The Patient Protection and Affordable Care Act），预计到 2020 年把没有医疗保障的人数降低至 3400 万。

美国医疗保障制度的保障范围相对于其他国家较小，不同的保险产品保障的范围不同，除了各种保险产品提供的共付费保障服务外，典型的医疗保障项目包括住院、门诊治疗和医生服务，也包括预防保健、处方药等，牙科护理、验光检查和长期护理服务均可由单独的保单承保。商业保险公司由州政府监管，可以设计各种各样的产品满足客户需求。

美国医疗保障制度主要包括医疗照顾、医疗救济、商业保险和自付费。其中医疗照顾由联邦政府管理，其资金主要来自企业员工工资税、收取的保险费和联邦政府的一般性收入；医疗救济由州政府管理，其资金主要来自联邦政府的配套资金拨付。2011 年州政府医疗救济支出费用中联邦配套资金占比达到 50%～73.2%，其余则主要由州政府出资分担。另外，美国共有 1200 多家商业保险公司提供私人医疗保险产品，其保费主要由雇主、私人来支付。最后是个人或家庭自付费筹资，2009 年美国个人及其家庭支付的医疗费用占医疗总费用的 12%，高于 OECD 国家的平均水平。

3.4.1 美国的医疗照顾制度

1965 年约翰逊总统签订法律文书将老年保健计划纳入美国政府提供的医疗保障范围。美国医疗照顾制度的保障对象是残疾人和 65 岁以上的老人。对于 65 岁以上老人，必须在工作期间按时缴纳保险费方可在 65 岁之后享受医疗服务，对于残疾人则任何时候都可以享受。目前医疗照顾制度保障范围包括：第一部分即 Part A 是住院保险，承保项目包括住院服务、熟练的护理设施护理服务、护理院护理服务、安养院服务（针对晚期病人）、居家护理服务项目；第二部分即 Part B 是医疗保险，承保临床研究、救护服务、耐用医疗器械及精神健康治疗服务；第三部分是医疗优先计划（Medicare Advantage Plans），提供了 Part A 和 Part B 之外的医疗服务，诸如医疗保健服务等；第四部分是处方药计划。

截至 2010 年，美国医疗照顾制度共覆盖了 47.5 万人，其中包括 39.6 万老年人和 7.9 万残疾人，比 20 世纪初增加了 13.2 万人。Part A 覆盖的人数有 47.1 万人，Part B 覆盖的人数有 43.8 万人，比 1990 年和 2009 年的覆盖人数有所增加，覆盖率不断扩大。随着医疗照顾制度覆盖率的扩大，其费用支出也呈增长态势，2010 年共支出 5211.4 亿美元，是 1990 年支出数额的 5 倍，如表 3.14 所示。

表 3.14 1990～2010 年美国医疗照顾制度覆盖人群和资助状况

年份	1990	1995	2000	2005	2007	2008	2009	2010
覆盖总数：（万人）	34.3	37.6	39.7	42.6	44.4	45.4	46.6	47.5
老年人	31	33.2	34.3	35.8	37	37.9	38.8	39.6
残疾人	3.3	4.4	5.4	6.8	7.4	7.6	7.8	7.9
Part A 覆盖人群：	33.7	37.2	39.3	42.2	44	45.1	46.2	47.1
老年人	30.5	32.7	33.8	35.4	36.6	37.6	38.4	39.2
残疾人	3.3	4.4	5.4	6.8	7.4	7.6	7.8	7.9

年份	1990	1995	2000	2005	2007	2008	2009	2010
Part B 覆盖人群：	32.6	35.6	37.3	39.8	41.1	42	42.9	43.8
老年人	29.6	31.7	32.6	33.8	34.6	35.3	36	36.7
残疾人	2.9	3.9	4.8	6	6.4	6.6	6.9	7.1
医疗照顾制度总支出（十亿美元）	109.71	180.10	219.28	336.88	434.82	455.07	498.21	521.14
Part A 总支出	66.69	114.88	130.28	184.14	202.83	230.24	238.00	248.98
津贴：	65.72	113.39	125.99	181.93	203.99	226.28	234.30	245.18
老年人	58.50	100.11	110.07	155.77	172.85	183.85	196.77	205.18
残疾人	7.22	13.29	15.93	26.26	31.14	33.95	37.54	40.00
Part B 总支出	43.02	65.21	88.99	151.54	179.65	177.71	203.42	208.38
津贴：	41.50	63.49	88.88	147.45	172.70	174.81	200.17	204.89
老年人	36.84	54.83	76.34	122.91	142.84	151.39	164.27	167.54
残疾人	4.66	8.66	12.54	24.54	29.86	31.90	35.90	37.35

数据来源：http://www.census.gov/compendia/statab/cats/health_nutrition/medicare_medicaid.html，其中 A 和 B 总支出等于津贴+转移支付，这里没有列出转移支付的数额。

　　美国医疗照顾制度的资金主要来自税收收入、参保人缴纳的保险费、州政府的资金及其资金利息。截至 2010 年，Part A 部分 85%的资金来自工薪税，Part B 部分的资金 74%来源于一般税收、25%来源于保险费，Part C 部分的资金主要依赖于参保人缴纳的保险费，Part D 部分资金 82%来自一般税收收入，如图 3.16 所示。

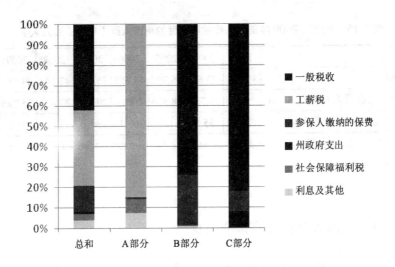

图 3.16　2010 年美国医疗照顾制度资金的主要来源渠道

数据来源：联邦住院保险和联邦补充医疗保险信托基金董事会 2010 年年度报告。

3.4.2　美国的医疗救济制度

美国的医疗救济制度是在 1965 年颁布实施的专门为低收入人群提供医疗补助的制度，由联邦政府和州政府共同出资，必须覆盖社会救助计划和补充保障收入的受益者，以及子女未满 6 岁、家庭收入处于联邦贫困线以下的家庭。截至 2009 年美国共有 4945 万穷人获得了医疗救济制度提供的医疗保险，如表 3.15 所示。他们可以获得的医疗服务项目包括住院服务、门诊服务、居家护理服务等，另外每个州政府还会规定提供其他的医疗服务，比如康复治疗服务和处方药品等。医疗救济制度还可以对获得医疗照顾制度补偿后仍有经济困难的低收入患者继续提供资助，例如对 65 岁以上老年人给予长期护理费用的补助。

表 3.15　1995～2009 年美国医疗救济制度的覆盖人群（单位：百万人）

年份	1995	2000	2005	2006	2007	2008	2009
总数	33.373	33.69	45.392	45.653	45.962	47.143	49.451
管理保健覆盖人数	9.8	18.786	28.576	29.83	29.463	33.428	35.225
管理保健覆盖人数占比(%)	29.4	55.8	63	65.3	64.1	70.1	71.2

数据来源：U.S.Centers for Medicare and Medicaid Services, "2009 Medicaid Managed care Enrollment Report."

3.4.3　美国的商业医疗保险制度

　　商业医疗保险是美国医疗保障制度的主要组成部分。截至 2011 年，美国约有 1.97 亿人口通过商业医疗保险获得医疗保障，占总人口的 64%，政府主办的医疗保障项目主要负责老弱病残和军人等特殊群体的医疗保障，覆盖率为 32%，剩余还有 15.7%，相当于美国仍有将近 5000 万人口是没有任何医疗保障的。除了政府公共医疗保障的 9950 万人口之外，其余的人口均由商业医疗保险提供保障，其中 1.7 亿人口通过雇主提供医疗保险，还有 3000 多万人口自主购买商业医疗保险产品。

　　从商业医疗保险的覆盖人数上看，20 世纪 90 年代商业医疗保险的覆盖数达到了 2 亿人口，覆盖人口比例高达 73%，从 2005 年起商业医疗保险覆盖的人口比例下降到 69%，从 2009 年起商业医疗保险覆盖的绝对人口数和人口比例都出现了明显的下降，2009 年相比 2008 年，覆盖人数首次跌破 2 亿人口，覆盖率也从 67% 下降到 64%，如图 3.17 所示。

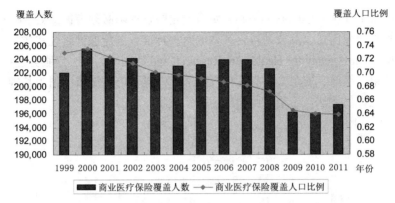

图 3.17 1999～2011 年美国商业医疗保险覆盖情况

数据来源：US Census Bureau。

　　美国实施了优惠的税收政策鼓励雇主为员工提供团体商业医疗保险项目，个人投保商业医疗保险的市场份额较低，仅占人口比例的10%左右。团体医疗保险占据了商业医疗保险市场的绝大多数份额，1999～2008 年这一比例高达 88%，之后略有降低，2009～2011 年团体医疗保险占商业医疗保险市场份额分别为 87%、86%和84%，个人直接购买私人医疗保险占商业医疗保险市场份额的 15%，如图3.18 所示。

　　尽管政府公共医疗保障项目较少，覆盖人数也不多，但是为了保证医疗服务质量，美国建立了专门的监管机构和监管标准。联合委员会（The Joint Commission）作为一家独立、非营利机构，监管国内 15000多个医疗服务机构、主要医院、长期护理设施和实验室的患者治疗、管理、文化、效率和质量改善指标是否达到标准。质量保证国家委员会（The National Committee for Quality Assurance，简称 NCQA）监管商业医疗保险的服务质量，被监管的医疗服务机构必须每年报告其服务绩效，必须满足 60 多项标准的要求。美国医学专业委员会（The American Board of Medical Specialties）和美国内科医学委员会（The American Board of Internal Medicine）认证医师资格，国家质量论坛

（The National Quality Forum）负责制定医疗保障必须遵循绩效优先原则、绩效衡量以及公开报告绩效的有关标准。医疗保健研究和质量机构（The Agency for Healthcare Research and Quality）对医疗服务过程、结果、绩效、安全性、患者疗程和医疗差异性等实施以证据为基础的研究评估方法，希望以此来保证医疗质量。

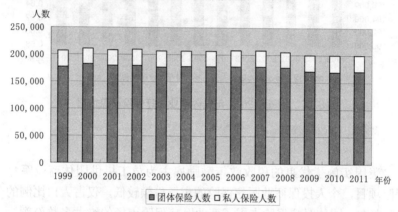

图 3.18　美国商业医疗保险不同投保方式下的人数比较

数据来源：US Census Bureau。

尽管美国实行了多种类型的医疗保险制度，企业职工和公司缴纳商业保险公司保险费获得医疗保障，政府给予税收优惠和减免，老年人、儿童和低收入家庭等特殊群体则有医疗照顾和医疗救济之类的社会医疗保险给予资助或援助，希望以此扩大医疗保障覆盖面。但是由于美国终究是以商业医疗保险制度为主导，患有慢性病、疑难杂症的患者通常会被拒保，社会医疗保险保障的享受标准较严格，很难惠及所有需要医疗救助的家庭和个人。2013 年美国仍然有 16.6%的人口暴露在风险之下，无任何医疗保障，商业医疗保险制度覆盖的人群近年来始终保持在 61%左右，无较大改观，社会医疗保险的保障范围达到23.8%，比 2010 年高了 1.8 个百分点。因此美国的医疗保障制度改革任重而道远。

20 世纪 90 年代，美国在克林顿执政时期出台了《健康照顾法》，布什总统也曾在 2003 年国情咨文中提出"为所有美国人提供高质量、可负担的医疗保健体系"，让"所有美国人都能享有良好的保险，自主选择医生，老年人和低收入者可以得到需要的帮助。让那些官僚、辩护律师和保健组织靠边站，让医生、护士和患者重新负责美国的药品"。2004 年国情咨文又提出"控制医疗保健成本，扩大医疗福利受益面"，"通过实行税收优惠和建立私营企业健康保险体系来降低美国人的健康保险费负担"。直到 2010 年美国通过了总统奥巴马提出的《医疗保险改革法》，开启了建立全民健康保险体系的历史篇章。

3.5 本章小结

本章的研究重点是分析了 OECD 国家的区域性管理全民医疗保障制度、国家医疗保障制度、法定医疗保障制度和商业医疗保障制度的运行状况。书中选择了澳大利亚和加拿大、英国和瑞典、德国和日本、美国 4 组 7 个国家来研究上述 4 种类型医疗保障制度的现实运行状况。

研究发现，以澳大利亚和加拿大为代表的区域性管理全民医疗保障制度的特点包括：第一是管理方面，联邦政府出台医疗保障的相关法律和指导通知，州和省等地方行政机构具体负责制定本地区医疗保障的详细法案并加以管理；第二是资金费用方面，政府税收是其主要筹资来源渠道，但是联邦政府能够根据地方行政区域的实际财力和医疗保障实施地区差异等现实情况灵活给予资金支持。以英国和瑞典为代表的国家医疗保障制度的特点是将医疗服务的公平性作为医疗保障制度建立的宗旨，以政府税收作为最重要的筹资渠道为全民提供医疗保障，商业医疗保险及个人与家庭自付费较少。以德国和日本为代表的法定医疗保障制度的特点是强制性，要求符合法律规定的国民必须选择加入某一类型的医疗保险项目，其资金来源主要依靠企业和职工缴纳的保险费，政府公共支出用于医疗费用开支的比例相对前两种类型医疗保障制度较少。以美国为代表的商业医疗保障制度的特点是医疗保障体系按照市场机制来运行，因此商业保险公司是其医疗保障制度的重要构成部分，政府仅对老年人口、贫穷人口和儿童等特定群体提供医疗资金支持，企业和个人通过缴纳保险费获得医疗服务，因此对于很多不符合政府资助、又无力购买商业医疗保险或者被拒保的人群是很难获得医疗保障服务的，因此，美国的医疗保障覆盖面相对其他 OECD 国家较低。

第4章 经济合作与发展组织（OECD）国家 医疗保障制度效率分析——基于 数据包络分析（DEA）方法

现有文献对医疗保障制度效率的研究较少，在有限的文献中由于作者所用效率方法的不同，即使是同一个国家的相同数据得出的结果差异也较大，例如霍林斯沃思和怀尔德曼（2003）使用 DEA 方法估算了 191 个国家的医疗保障制度效率与格林（2004）使用 SFA 方法对同样 191 个国家效率的研究结果相差甚远。因此我们在这一章和下一章将分别使用 DEA 和 SFA 方法研究所选 OECD 国家的医疗保障制度效率问题。借鉴前人的研究成果，我们采用常见的两步法来进行研究：第一步是构建 OECD 国家的健康生产函数。如前所述，各国建立医疗保障制度的终极目标是为了提高国民的健康水平，然后采用 DEA 方法和 SFA 方法测算健康生产效率，以此来代表医疗保障制度的效率。第二步是衡量医疗保障制度效率的影响因素。我们通过构建面板计量模型分别研究医疗保障制度 DEA 效率和 SFA 效率的影响因素。

目前控制医疗费用是各国医疗保障制度制定政策优先考虑的问题，尤其是在人口老龄化趋势使得未来医疗费用上涨问题更加严重的背景下，如何提高有限的医疗卫生资源的效率是各国政府面临的焦点问题。我们之所以选择 OECD 国家作为研究对象，就是因为 OECD 国家可以获得高质量的数据，并且国家之间的数据可比性较强。

1961 年成立的经济合作与发展组织目前共有 34 个成员国，总部设在法国首都巴黎，其宗旨是推动成员国经济和社会的发展，提高成员国国民的生活水平并保持金融稳定,从而为世界经济发展贡献力量。

它的前身是 1948 年美国和加拿大发起成立的欧洲经济合作组织（Organization for European Economic Cooperation，简称 OEEC），其成立的宗旨是帮助实施二战后欧洲的重建计划。之后其成员国逐渐囊括了诸如澳大利亚、新西兰、日本和韩国等非欧洲国家。经合组织为成员国提供了相互深入比较政策措施、借鉴实施效果和吸取经验教训的平台，以及平等磋商争议问题寻求双赢解决问题办法的机制。为了方便分析成员国的经济社会发展变化情况，OECD 建立了专门的数据库统计并公开发布各成员国的经济和社会发展数据及专门的报告为分析决策作基础，并且为了数据的准确性和时效性积极研究和开发国际标准，提高数据统计的质量和不同国家之间数据的可比性。

4.1 医疗保障制度效率的数据包络分析（DEA）衡量方法

2000 年《世界卫生报告》提出"要求卫生体制从所投入的资源中获得最大可能的健康水平，就是要求尽可能地符合成本—效益的原则。这就是强调那些干预的基础"。[①]因此我们要衡量医疗保障制度的效率，实际上就是在衡量其投入和产出之间的比例关系，显然各国投入大量医疗卫生资源，包括政府建立医疗保障制度的目的都是为了提高国民的健康水平。

4.1.1 健康生产函数

1946 年世界卫生组织提出了健康定义："健康不仅是指没有疾病或不虚弱，而是要实现身体、心理和社会适应三方面的良好状态。"之后又修订了健康的含义，健康不仅是没有疾病，而且包括躯体健康、心理健康、社会适应良好和道德健康。同时世界卫生组织还提出了衡

---

① 《世界卫生报告》，2000 年，第 50 页。

量健康的标准：拥有充沛的精力，能够从容地完成日常生活和工作；乐观积极，勇于承担任务；拥有良好的睡眠等休息；拥有良好的适应社会的能力；具有抵抗普通感冒和传染病的免疫力；牙齿健康，牙龈颜色正常，无出血等共10项标准。在每个人的一生中要面临各种影响健康的因素，首先是来自人自身的因素，由于人类自身原因造成的各类疾病和人体自身生长规律导致的身体机能病变和老化造成的疾病和死亡等现象都是直接或间接影响健康的不可避免的因素。其次是来自社会方面的因素，例如贫穷、饥饿、战争、传染病和流行病以及意外事故和伤害直接对人的健康造成了不利的影响。最后是来自自然界的因素，如洪水、地震、海啸、瘟疫等由于气候变化和地理变化引起的因素对人体健康也会造成不利影响。综合上述内容我们能够知道人类自身因素、社会因素和自然因素对人体健康的不利影响结果可以归结为两类：第一类这些因素造成了人类死亡，即生命的终结，失去了人体也就意味着健康的载体消失，也就失去了健康，人体死亡也就意味着丧失了获得未来收入的净现值。第二类是这些因素使得人类患了各类疾病，疾病的发生会造成人类工作或劳动时间的减少，严重的还会造成工作能力或劳动技能的降低，进而影响人类的收入水平，同时由于治疗疾病需要支付医药费用造成收入进一步减少。

各国建立医疗保障制度的最终目的是为了保障国民的健康权利，提高人们的健康水平。政府通过建立医疗保障制度，一方面能够给予人们经济帮助，扩大医疗服务的覆盖人群，尤其是将低收入家庭和贫穷人口纳入医保范围，满足人们对基本医疗卫生服务的需求。另一方面政府对医疗服务机构、医疗保险机构等相关机构的行为进行监督、制约和引导，能够在一定程度上规范医疗服务行为，加强对医疗机构的管理。这一方面有利于促进社会公平，另一方面能够保持社会稳定，推动社会的发展。

经济学中常使用健康生产函数来表示人类的健康状况与投入要素诸如健康禀赋、医疗保健、生活方式、环境等之间的关系。关于健康生产函数的经济学解释，格罗斯曼（1972）借鉴了贝克尔关于人力资本的概念，认为健康是一种随着时间流逝、年龄增长而不断有折旧的资本。健康禀赋是先天的、不可避免的，健康的初始存量是先天的，而不是 0，后天的健康存量是人们进行投资的结果，个人和家庭能够通过投入医疗费用购买医疗服务、锻炼时间、营养食品和教育等获得良好的健康。他提出的健康资本存量表达式是：

$$H_{i+1} = I_i + (1-\delta_i)H_i \tag{4.1}$$

家庭和个人生产健康与其他消费品的表达式为：

$$I_i = I_i(M_i, T_{hi}, E_i) \tag{4.2}$$

$$Z_i = Z_i(X_i, T_{hi}, T_i, E_i) \tag{4.3}$$

式(4.1)表示第 i+1 期的健康资本存量，其中 I_i 表示第 i 期的健康投资，δ_i 表示第 i 期健康资本的折旧率；式（4.2）表示健康生产函数，式（4.3）表示生产其他消费品的函数，其中 M_i 表示医疗服务，T_{hi} 表示进行健康生产投入的时间，如每周锻炼身体的时间，E_i 表示接受的教育程度。

莱博维茨（2004）扩展了健康生产函数，他认为健康的生产要素除了医疗服务（M_t）、治疗时间（t_h）和教育（E）之外，还包括了不健康的活动时间（t_c）和消费商品（X_t），环境因素（N）以及对健康产生负面影响的其他因素如求职的压力（t_w）等。他提出的健康生产函数表达式为：

$$H_t = H(t_h, t_c, t_w, X_t, M_t, N, H_{t-1}, E) \tag{4.4}$$

目前，普遍认为医疗卫生资源（主要是医疗服务、医疗保险等）、环境（如环境污染的各种情况和教育环境等）、生活方式（抽烟和喝酒等）和人类的生物遗传因素会对健康生产产生影响，并且健康生产函数表现出了边际报酬递减规律，如图 4.1 和图 4.2 所示。所以健康生产函数可表示为：

$$H = H(医疗卫生，生活方式，环境，人口遗传) \tag{4.5}$$

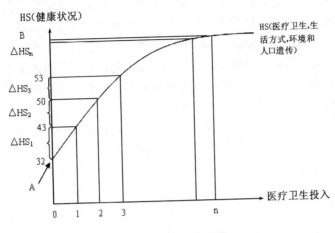

图 4.1　健康生产函数

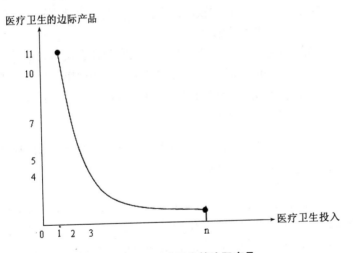

图 4.2　医疗卫生的边际产品

　　医疗卫生服务对健康的作用主要体现在医疗卫生服务的可及性和医疗服务实际利用上。可及性通常由各国的医疗卫生资源存量,比如卫生基础设施和卫生人力资本决定,具体表现在人们看病花费时间更少、看病是否方便快捷。医疗服务实际利用很大程度上受到卫生筹资的影响，卫生筹资如果采取"所有人支付相同费用才能获得相同的服务"的原则，那么低收入人群、贫困人口和老年人等特殊群体的基本医疗服务利用必然受到限制，从而最终影响到其健康水平，因此除了个人自付部分医疗费用比例外，还需要政府进行财政投入来支持医疗卫生事业，此外还可以通过各类医疗服务非营利组织和商业医疗保险公司来筹集医疗资金。

环境为人类生存和发展提供了一切必要的自然资源和物质条件，人们不断调整自身适应不断变化的外界环境，同时也通过自身的知识技能不断改造环境，创造有利于自身的环境条件，在这个过程中人类在适应环境的同时，把大量的废弃物（如二氧化碳等）排放出来，对环境造成了严重污染，自然环境反过来对人体健康造成伤害甚至对人类生命构成严重的威胁最终导致人类死亡。

教育对人类健康的作用主要表现在受教育程度越高的人群其生存概率较大，因为受教育程度较高的人更加注重吸收健康知识、保持健康的生活方式和进行健康投资。

最后，人类的生活方式受经济文化、家庭和社会风俗习惯等多方面因素的影响，良好的生活方式能够有利于人类的健康，反之，不良的生活方式会危害健康。如抽烟、喝酒这种不良生活习惯引起的肺病、肝病对人体健康造成了直接危害。

4.1.2 基于规模报酬可变的数据包络分析（DEA）方法衡量医疗保障制度的效率

DEA 是运用线性规划技术来建立生产前沿面，可以用于评价单一投入或多投入、单一产出或多产出决策单元之间的相对有效性，即通过比较被评价决策单元与前沿面的有效决策单元来确定效率值，它的效率结果值会随着选取的决策单元不同或者增减变化而发生变化。DEA 效率计算方法不需要严格按照经济理论的假设来构建具体的健康生产函数就能得到生产边界，能够自主决定投入指标和产出指标的数量，通过计算能够找到所有决策单元中相对最优的决策单元，而且是进行无量纲数据计算，可见 DEA 效率方法对决策单元的数据要求较低，因此现有的文献多采用 DEA 效率方法测算医疗保障制度效率。另外，使用 DEA 效率方法进行具体的测算过程中，考虑到医疗保障制度并不直接生产健康，而是通过影响人们是否能够获得医疗卫生资源以及获得的数量多少（能接受的医疗服务数量）来影响人们的健康水平，因此我们采用两步法来衡量医疗保障制度的效率：第一步是根据健康生产函数，运用 DEA 方法来测算 OECD 国家的医疗保障制度的效率；第二步是采用计量方法来衡量影响医疗保障制度效率的因素。

基本的 DEA 模型包括 CCR 模型（Charnes、Cooper 和 Rhodes，1978）和 BCC 模型（Banker、Charnes 和 Cooper，1984），另外在基本模型的基础上还延伸出了很多扩展的 DEA 模型，包括诸如非径向模型、径向模型、非导向模型等，这些扩展模型都可以根据被评价决策单元的性质来设定规模报酬不变或者规模报酬可变等假设条件。

我们在本研究中选择规模报酬可变的非导向型 DEA 模型来进行效率测算，这是因为两个原因：首先，健康生产函数表现出规模报酬变化的特征，所以我们要选择规模报酬可变的 DEA 模型来进行效率估算；其次，医疗保障制度的决策者能够通过改革制度对投入和产出进行调节控制，从而实现最小的投入获得最大的收益，而非导向型 DEA 模型能够同时考察投入指标和产出指标与最优状态比较的结果。我们采用的具体的 DEA 模型表达式如下：

$$TE = \operatorname*{Min}_{\lambda,\theta,\varphi,s^-,s^+} \theta\big/\varphi$$

$$\text{s.t.} \quad \begin{aligned} &\theta x_0 - X\lambda - s^- = 0 \\ &Y\lambda - \varphi y_0 - s^+ = Y_0 \\ &\lambda, s^-, s^+ \geqslant 0 \end{aligned} \qquad (4.6)$$

其中 x_0 和 y_0 分别表示投入指标和产出指标，X 表示投入矩阵，Y 表示产出矩阵，s^- 和 s^+ 分别表示投入和产出的差额，即被评价决策单元与 DEA 有效的差距，λ 表示权重。

我们通常使用的 DEA 模型是标准模型，也就是 DEA 有效的决策单元的效率值等于 1，但是实际测算结果显示，模型中会有很多决策单元的效率值都等于 1，这就导致研究过程中难以比较区分不同决策单元的效率高低，于是我们采用 DEA 超效率模型来对效率值等于 1 的决策单元进行效率比较。标准 DEA 效率模型与 DEA 超效率模型之间的区别是 X 和 Y 矩阵中不包括目标决策单元。DEA 超效率模型表达式如下：

$$TE = \operatorname*{Min}_{\lambda,\theta,\varphi,s^-,s^+} \theta \Big/ \varphi$$

$$\text{s.t.} \quad \begin{cases} \theta x_0 - \lambda \sum_{j=1,\neq 0}^{n} x_j - s^- = 0 \\[2mm] \lambda \sum_{j=1,\neq 0}^{n} y_j - \varphi y_0 - s^+ = Y_0 \\[2mm] \lambda, s^-, s^+ \geqslant 0 \end{cases} \tag{4.7}$$

由于参照矩阵中不包括目标决策单元，在标准模型中有效的决策单元在超效率模型中会得到大于 1 的效率值，而标准模型中非有效的决策单元在超效率模型中测算的效率结果值不会有变化。我们在得到 DEA 标准效率值和 DEA 超效率值之后，就可以根据效率值大小来比较决策单元的效率高低，对其进行排名了。

4.2 经济合作与发展组织（OECD）国家医疗保障制度效率的数据包络分析（DEA）测算结果

事实上目前很多国家的医疗保障制度都是由公共医疗保障制度和商业医疗保险计划两部分组成的，即使是类似于英国和瑞典这样实施整个国家全民免费医疗保障制度的典型代表国家，商业医疗保险公司和健康保险公司仍然有不少客户,他们担负着补充医疗保险的作用。利用 DEA 方法测算效率，其关键就是要选择合适的投入产出指标。结合上述健康生产函数,同时充分地考虑了各国医疗保障制度的特点，尽可能地在选择投入产出指标的时候遵循数据可及性、可比性原则，本研究中不同决策单元的同一指标均出自同一个数据库或者出版物，这样能够最大限度地保持数据统计口径的一致性，减少统计误差对测算结果的影响。

4.2.1　数据包络分析（DEA）效率指标的选取

以往对于医疗保障制度效率的有关研究，学者们选择的产出指标包括期望寿命、失能调整后的期望寿命、医院门诊和急诊人次、入院人数、参保率等，投入指标包括人均医疗费用支出、人口密度、公共医疗保险覆盖率、人均 GDP、生活方式、个人人均缴费、政府补助人均缴费、人均管理成本等。政府通过建立医疗保障制度能够扩大医保覆盖面，减少个人接受医疗服务的费用，但人们获得医疗保障服务的最终目的是为了获得良好的健康水平。因此，我们认为所选择的产出指标必须能够反映居民的健康水平，所以我们选择的产出指标是预期寿命，其含义是预期寿命越高说明健康水平越好。很多学者在以往研究的过程中将医院数量、医疗器械数量、药品数量和医疗技术人员作为医疗资源纳入到投入指标中，而事实上很多没有建立医疗保障制度的国家也有医院、护理机构等医疗服务机构，人们生病后也需要看医生进行诊疗和使用医疗设备进行检查诊治，需要购买药品控制或者缓解病情，因此一个国家是否建立医疗保障制度与病人是否使用这些医疗资源之间不存在直接相关的关系，而且 OECD 各国的国民进行跨国看病和使用境外医疗资源的情况更为普遍，所以一国具备的医院、医生、设备和药品等医疗资源的数量并不完全直接生产本国居民的健康水平，所以我们没有把类似于医院数量等医疗资源纳入到投入指标体系中。

关于本书效率投入—产出指标的选取，我们按照世界卫生组织关于医疗保险制度的最终目的是保障人们的健康水平这一理念以及卫生经济学关于健康生产函数的理论来选择效率的投入产出指标。我们选择的投入指标包括医疗资源（用人均医疗费用表示）、生活方式（用人均酒精消费量表示）、环境因素（用人均二氧化碳排放量表示）、教育状况（用接受高等教育的人口比例来表示），产出指标是预期寿命，如表 4.1 所示。关于投入指标的选择，我们在考虑数据的可及性原则和可比性原则的基础上，还充分考虑了其综合性，在反映决策单元真实情况的基础上尽量精简。

表 4.1　投入、产出指标说明

	变量说明
投入变量	
Fee	人均医疗费用（美元）
Alc	人均酒精消费量（每升）
Edu	高等教育占总人口的比例（%）
CO_2	人均二氧化碳排放量（公吨）
产出变量	
EL	总人口的预期寿命（不区分性别）

由于数据的可及性[①]因素，我们收集到了 1996～2009 年 25 个 OECD 国家的数据进行研究，共 350 个决策单元。需要说明的是 DEA 方法可以将全部 350 个决策单元视为总体来进行效率估算，但是考虑到政策改革变化等因素的影响，每年的效率前沿面存在着不同的可能性，所以我们按照年份来分别运行 DEA 模型，每年均有 25 个决策单元。投入产出指标的统计性描述如表 4.2 所示。

表 4.2　投入产出指标的统计性描述

	均值	中位数	标准差	最小值	最大值
Fee	2753.36	2556.64	1634.49	218.67	8070.93
Alc	10.32	10.11	2.25	4.90	15.64
Edu	26.06	27	8.89	8.0	50
CO_2	9.64	9.06	3.57	4.52	20.18
EL	78.29	78.63	2.34	70.33	82.93

数据来源：投入产出指标所选用的数据来自 OECD 数据库、World Bank 统计数据库和世界卫生组织（WHO）的数据库。

---

① OECD 国家中智利、爱沙尼亚、以色列、卢森堡、墨西哥、波兰、西班牙、土耳其和斯洛文尼亚 9 个国家由于存在数据统计不全问题，所以研究中我们将其剔除。

4.2.2 医疗保障制度的数据包络分析（DEA）效率值

我们选择径向、非导向、规模报酬可变的标准 DEA 效率模型和 DEA 超效率模型,借助 MaxDEA 软件对 25 个决策单元(即 25 个 OECD 国家)逐年进行了 14 次 DEA 效率和 DEA 超效率测算,结果表明这 25 个 OECD 国家的医疗保障制度效率差异较大,如表 4.3 和表 4.4 所示。从 DEA 效率和超效率测算结果我们能够得出如下结论:

第一,医疗保障制度模式与效率值大小之间没有必然的关系。我们发现匈牙利、日本、韩国、葡萄牙、瑞典和瑞士 6 个国家的医疗保障制度的 DEA 效率值每年都是 1,说明它们都在生产有效前沿面上,参见表 4.3 所示。它们中既包括类似于匈牙利、日本、瑞士这 3 个实施法定医疗保障制度的国家,也包括类似韩国、葡萄牙和瑞典这 3 个实施国家医疗保障制度的国家,而与日本医疗保障制度类似的德国效率值小于 1,与瑞典医疗保障制度类似的英国效率值也小于 1,是非有效运行的。由此我们能够发现不同国家选择相同的医疗保障制度模式与其运行的效率水平之间没有必然的相关关系,相同的医疗保障制度模式在不同的国家由于经济社会、管理机制和执行环境等差异在其运行过程中会产生不同的效率,这也就说明试图通过直接套用其他国家的医疗保障制度模式来提高本国医疗保障制度的效率水平是行不通的。

第二,部分 OECD 国家的医疗保障制度效率在 2007 年金融危机前后出现了下降。在表 4.3 中,我们能够清楚地看到 2007 年澳大利亚医疗保障制度的 DEA 效率值是 0.69,比前一年降低了 0.09,2008 年略有提高,但仍旧低于金融危机之前的效率值;奥地利医疗保障制度的效率在 2007 年和 2008 年连续降低,2008 年下降到最低值 0.71;比利时医疗保障制度的效率从 2007 年到 2009 年连续 3 年下跌,2009 年降低至最小值 0.64;类似的还有加拿大在 2007 年到 2009 年期间效率值较 2006 年有所降低,此外还有法国、希腊、冰岛、斯洛伐克共和国这些国家在 2007 年到 2009 年期间医疗保障制度效率值也有所降低,但它们的效率值减少幅度有限。因此关于金融危机对医疗保障制度效率的影响还需要进一步的分析研究。

表 4.3　标准 DEA 模型测算的效率结果

国家	1996	1997	1998	1999	2000	2001	2002	2003	2004	2005	2006	2007	2008	2009
澳大利亚	0.85	0.84	0.87	0.94	0.87	0.93	0.93	0.88	0.83	0.81	0.78	0.69	0.72	0.78
奥地利	0.75	0.74	0.74	0.75	0.85	0.86	0.79	0.73	0.72	0.77	0.77	0.72	0.71	0.79
比利时	0.66	0.67	0.70	0.72	0.74	0.74	0.76	0.79	0.77	0.77	0.78	0.73	0.71	0.64
加拿大	0.95	0.94	0.96	0.98	0.90	0.90	0.95	0.97	0.95	0.94	0.88	0.86	0.87	0.84
捷克	1.00	1.00	0.79	0.99	1.00	1.00	0.91	0.87	0.88	0.90	1.00	1.00	0.80	0.73
丹麦	0.57	0.61	0.60	0.63	0.67	0.66	0.68	0.63	0.66	0.68	0.63	0.65	0.66	0.65
芬兰	0.74	0.76	0.76	0.80	0.86	0.84	0.82	0.85	0.81	0.80	0.77	0.72	0.73	0.72
法国	0.90	0.93	0.89	0.94	0.96	0.93	1.00	0.95	0.97	0.96	0.96	0.95	0.92	0.89
德国	0.60	0.60	0.59	0.63	0.66	0.67	0.69	0.69	0.69	0.70	0.70	0.71	0.69	0.65
希腊	1.00	1.00	1.00	1.00	1.00	1.00	1.00	1.00	1.00	0.98	0.97	0.94	0.90	0.91
匈牙利	1.00	1.00	1.00	1.00	1.00	1.00	1.00	1.00	1.00	1.00	1.00	1.00	1.00	1.00
冰岛	1.00	1.00	1.00	1.00	1.00	1.00	1.00	1.00	1.00	0.99	0.92	0.95	0.95	0.97
爱尔兰	0.77	0.74	0.68	0.67	0.68	0.65	0.65	0.66	0.65	0.65	0.65	0.65	0.65	0.67
意大利	1.00	0.97	0.93	1.00	1.00	1.00	1.00	1.00	1.00	1.00	1.00	1.00	1.00	1.00
日本	1.00	1.00	1.00	1.00	1.00	1.00	1.00	1.00	1.00	1.00	1.00	1.00	1.00	1.00
韩国	1.00	1.00	1.00	1.00	1.00	1.00	1.00	1.00	1.00	1.00	1.00	1.00	1.00	1.00
荷兰	0.71	0.74	0.72	0.72	0.78	0.78	0.77	0.79	0.77	0.77	0.78	0.75	0.76	0.74
新西兰	0.93	0.95	1.00	1.00	1.00	1.00	1.00	1.00	0.97	0.99	0.97	0.96	0.99
挪威	1.00	0.97	1.00	1.00	1.00	1.00	1.00	1.00	1.00	1.00	1.00	1.00	1.00	1.00
葡萄牙	1.00	1.00	1.00	1.00	1.00	1.00	1.00	1.00	1.00	1.00	1.00	1.00	1.00	1.00
斯洛伐克	1.00	1.00	1.00	1.00	1.00	1.00	1.00	1.00	1.00	1.00	1.00	1.00	0.93	1.00
瑞典	1.00	1.00	1.00	1.00	1.00	1.00	1.00	1.00	1.00	1.00	1.00	1.00	1.00	1.00
瑞士	1.00	1.00	1.00	1.00	1.00	1.00	1.00	1.00	1.00	1.00	1.00	1.00	1.00	1.00
英国	0.86	0.81	0.75	0.78	0.76	0.77	0.79	0.79	0.77	0.77	0.75	0.77	0.77	0.81
美国	0.58	0.61	0.65	0.67	0.69	0.69	0.70	0.73	0.73	0.74	0.75	0.74	0.75	0.75

第三，医疗保障制度的 DEA 效率与国家经济发展水平之间没有必然的关系。我们发现匈牙利的标准效率值每年都是 1，超效率值也都非常高（均值排名第一），这表明其医疗保障制度在生产有效前沿面上运行，作为一个中等经济发展水平国家，它在 2009 年投入的人均医疗费用是 957.04 美元，是 25 个决策单元中人均医疗费用最少的，占投入最大的美国人均医疗费用的 12.02%，匈牙利的医疗保障制度能实现如此高的效率确实不易。反观美国作为全球第一经济体，人均医疗费用一直居高不下，但是并没有取得较高的效率水平，从 1996 年到 2009 年其效率值都小于 1，表明医疗保障制度是非有效的，效率均值排名仅在第 22 位，参见表 4.5。需要特别说明的是，超效率值并不会改变国家的生产前沿面，而只是为了方便在标准 DEA 效率值为 1 的决策单元之间进行效率大小的比较，例如 2009 年日本的超效率值为 1.02，表示当其投入增加 2%时，日本医疗保障制度仍然是有效的，如表 4.4 所示。

表 4.4　DEA 超效率模型测算的效率结果

国家	1996	1997	1998	1999	2000	2001	2002	2003	2004	2005	2006	2007	2008	2009
澳大利亚	0.85	0.84	0.87	0.94	0.87	0.93	0.93	0.88	0.83	0.81	0.78	0.69	0.72	0.78
奥地利	0.75	0.74	0.74	0.75	0.85	0.86	0.79	0.73	0.72	0.77	0.77	0.72	0.71	0.79
比利时	0.66	0.67	0.70	0.72	0.74	0.74	0.76	0.79	0.77	0.77	0.78	0.73	0.71	0.64
加拿大	0.95	0.94	0.96	0.98	0.90	0.90	0.95	0.97	0.95	0.94	0.88	0.86	0.87	0.84
捷克	1.00	1.00	0.79	0.99	1.01	1.01	0.91	0.87	0.88	0.90	1.00	1.02	0.80	0.73
丹麦	0.57	0.61	0.60	0.63	0.67	0.66	0.68	0.63	0.66	0.68	0.63	0.65	0.66	0.65
芬兰	0.74	0.76	0.76	0.80	0.86	0.84	0.82	0.85	0.81	0.80	0.77	0.72	0.73	0.72
法国	0.90	0.93	0.89	0.94	0.96	0.93	1.01	0.95	0.97	0.96	0.96	0.95	0.92	0.89
德国	0.60	0.60	0.59	0.63	0.66	0.65	0.69	0.69	0.69	0.70	0.70	0.71	0.69	0.65
希腊	1.02	1.02	1.00	1.01	1.10	1.05	1.12	1.02	1.01	0.98	0.97	0.94	0.90	0.91
匈牙利	1.22	1.21	1.25	1.21	1.19	1.21	1.26	1.17	1.19	1.19	1.19	1.20	1.27	1.47
冰岛	1.18	1.13	1.00	1.00	1.03	1.00	1.01	1.02	1.00	1.00	0.99	0.92	0.95	0.97
爱尔兰	0.77	0.74	0.68	0.67	0.68	0.65	0.65	0.66	0.65	0.65	0.65	0.65	0.65	0.67

国家	1996	1997	1998	1999	2000	2001	2002	2003	2004	2005	2006	2007	2008	2009
意大利	1.00	0.97	0.93	1.00	1.27	1.24	1.01	1.00	1.01	1.40	1.37	1.01	1.03	1.44
日本	1.02	1.02	1.02	1.01	1.02	1.02	1.02	1.02	1.02	1.02	1.06	1.10	1.03	1.02
韩国	1.23	1.25	1.35	1.25	1.01	1.01	1.02	1.03	1.03	1.04	1.03	1.04	1.25	1.27
荷兰	0.71	0.74	0.72	0.72	0.78	0.78	0.77	0.79	0.77	0.77	0.78	0.75	0.76	0.74
新西兰	0.93	0.95	1.01	1.00	1.01	1.00	1.00	1.01	1.00	0.97	0.99	0.97	0.96	0.99
挪威	1.03	0.97	1.06	1.08	1.06	1.09	1.11	1.08	1.05	1.04	1.05	1.05	1.02	1.04
葡萄牙	1.24	1.17	1.08	1.02	1.15	1.21	1.02	1.04	1.03	1.14	1.23	1.03	1.05	1.16
斯洛伐克	1.29	1.39	1.40	1.63	1.42	1.41	1.54	1.46	1.40	1.47	1.29	1.08	0.93	1.10
瑞典	1.08	1.17	1.18	1.23	1.28	1.23	1.12	1.14	1.19	1.24	1.24	1.26	1.21	1.26
瑞士	1.03	1.02	1.03	1.01	1.03	1.00	1.12	1.12	1.12	1.04	1.01	1.06	1.03	1.00
英国	0.86	0.81	0.75	0.78	0.76	0.77	0.79	0.79	0.77	0.77	0.75	0.77	0.77	0.81
美国	0.58	0.61	0.65	0.67	0.69	0.69	0.70	0.73	0.73	0.74	0.75	0.74	0.75	0.75

第四，标准 DEA 效率模型和 DEA 超效率模型测算的结果对决策单元的效率排名影响不大。首先，我们发现 25 个 OECD 国家的效率和超效率排名在 14 年中变化不大。在运用了标准 DEA 效率模型的基础上，我们使用超效率 DEA 模型的目的就是为了将处在生产有效前沿面上的有效决策单元匈牙利、日本、韩国、葡萄牙、瑞典和瑞士这 6 个国家进行效率比较，结果发现匈牙利、日本、韩国、葡萄牙、瑞典和瑞士这 6 个有效决策单元在进行了 DEA 超效率测算之后，匈牙利的 DEA 超效率均值是 1.23，韩国的 DEA 超效率均值是 1.13，瑞典的 DEA 超效率均值是 1.20，葡萄牙和日本的 DEA 超效率均值分别为 1.11 和 1.03，瑞士的 DEA 超效率均值为 1.04，这 6 个有效决策单元的效率排名变化不大。其次，从 1996 年到 2009 年希腊、冰岛、意大利、挪威和斯洛伐克共和国这 5 个国家标准 DEA 效率值不全等于 1，在计算它们的 DEA 超效率值进行平均之后，DEA 超效率均值就达到甚至超过了 1，这就引起了超效率值排名顺序的变化。例如，希腊在

2005 年到 2009 年期间的标准 DEA 效率值都是小于 1 的，意味着其医疗保障制度是非有效运行的。冰岛在 2006 年到 2009 年期间的标准 DEA 效率值也都是小于 1 的，表示其医疗保障制度也是非有效运行的。意大利在 1997 年和 1998 年的标准 DEA 效率值分别是 0.97 和 0.93，挪威在 1997 年的标准 DEA 效率值是 0.97，斯洛伐克共和国在 2008 年的标准 DEA 效率值是 0.93，其余年份这 5 个国家的标准 DEA 效率值都等于 1。当我们使用了 DEA 超效率模型后，它们的超效率均值甚至超过了匈牙利和日本等 6 个有效决策单元，因此我们能够看到斯洛伐克共和国的排名变化是最大的（标准 DEA 效率均值排名第 10 位，DEA 超效率均值最大排名第 1 位）；日本变化次之，排名由第 2 位变成了第 9 位。最后，对于标准 DEA 效率值每年都小于 1 的国家，即使是采用了 DEA 超效率模型重新测算，其效率值结果也没有发生变化，因此，它们的标准 DEA 效率均值排名和 DEA 超效率均值排名是相同的，没有变化。

表 4.5　25 个 OECD 国家的 DEA 效率值排名情况

国家	标准 DEA 效率均值	排名	DEA 超效率均值	排名
澳大利亚	0.84	16	0.84	16
奥地利	0.76	19	0.76	19
比利时	0.73	21	0.73	21
加拿大	0.92	14	0.92	14
捷克	0.92	15	0.92	15
丹麦	0.64	25	0.64	25
芬兰	0.78	17	0.78	17
法国	0.94	13	0.94	13
德国	0.66	24	0.66	24
希腊	0.98	11	1.00	11
匈牙利	1.00	1	1.23	2
冰岛	0.99	8	1.01	10
爱尔兰	0.67	23	0.67	23

国家	标准 DEA 效率均值	排名	DEA 超效率均值	排名
意大利	0.99	9	1.12	5
日本	1.00	2	1.03	9
韩国	1.00	3	1.13	4
荷兰	0.76	20	0.76	20
新西兰	0.98	12	0.99	12
挪威	1.00	4	1.05	7
葡萄牙	1.00	5	1.11	6
斯洛伐克	0.99	10	1.34	1
瑞典	1.00	6	1.20	3
瑞士	1.00	7	1.04	8
英国	0.78	18	0.78	18
美国	0.70	22	0.70	22

第五,为了检查模型的敏感性,我们将 25 个决策单元共 14 年的数据作为整体,即一共 350 个决策单元视作面板数据进行 DEA 效率测算,结果发现与我们先前逐年测算 25 个决策单元得出的效率值发生了很大变化。如表 4.6 所示,1996 年澳大利亚在面板数据模型中的效率值为 0.75,比标准 DEA 效率模型中测算的效率值低了 0.1,其他年份的面板数据效率值也比标准 DEA 效率值要小;而奥地利的面板数据模型测算的效率值在 1996 年达到了 0.98,比标准 DEA 效率值要高出 0.23,其余年份的面板数据效率值也比标准 DEA 效率值要高,之所以出现这种差异是由于 DEA 效率方法的测算结果是相对效率值,不是绝对效率值,效率值的结果受每年投入指标和产出指标数据变化的影响较大,加上决策单元在不同年份的政策环境和统计方法发生变化等,最终导致相同决策单元的生产有效前沿面发生了较大的变化。因此我们要依照纵向比较和横向比较的方法来分别进行效率的评估,否则就会出现较大的偏差甚至错误。

表 4.6 利用面板数据模型测算 25 个 OECD 国家的 DEA 效率结果

国家	1996	1997	1998	1999	2000	2001	2002	2003	2004	2005	2006	2007	2008	2009
澳大利亚	0.75	0.77	0.80	0.79	0.81	0.87	0.83	0.79	0.75	0.73	0.73	0.69	0.68	0.71
奥地利	0.98	0.83	0.77	0.78	0.78	0.80	0.77	0.74	0.71	0.70	0.72	0.75	0.77	0.78
比利时	0.65	0.66	0.70	0.68	0.70	0.71	0.71	0.65	0.63	0.63	0.65	0.61	0.60	0.61
加拿大	0.86	0.88	0.88	0.87	0.85	0.86	0.84	0.77	0.76	0.75	0.75	0.76	0.76	0.74
捷克	0.68	0.73	0.78	0.83	0.97	0.94	0.74	0.64	0.66	0.66	0.68	0.65	0.63	0.66
丹麦	0.59	0.63	0.62	0.64	0.66	0.65	0.62	0.57	0.60	0.62	0.57	0.62	0.65	0.65
芬兰	0.81	0.73	0.72	0.73	0.77	0.77	0.72	0.67	0.62	0.63	0.61	0.57	0.58	0.60
法国	0.78	0.83	0.80	0.86	0.94	0.91	0.89	0.82	0.86	0.83	0.86	0.88	0.88	0.89
德国	0.59	0.61	0.62	0.64	0.66	0.66	0.66	0.61	0.63	0.63	0.64	0.64	0.63	0.65
希腊	0.97	1.00	0.97	0.97	1.00	1.00	1.00	0.91	0.87	0.82	0.82	0.77	0.76	0.81
匈牙利	0.96	1.00	0.97	0.97	1.00	1.00	0.99	0.92	0.90	0.89	0.89	0.91	0.93	1.00
冰岛	1.00	1.00	0.97	0.94	0.93	0.95	0.95	0.96	0.96	0.94	0.93	0.89	0.93	0.97
爱尔兰	0.71	0.69	0.70	0.69	0.67	0.63	0.62	0.60	0.58	0.58	0.58	0.57	0.58	0.63
意大利	1.00	1.00	0.99	1.00	1.00	1.00	1.00	1.00	1.00	1.00	1.00	1.00	1.00	1.00
日本	0.84	0.89	0.92	0.86	0.87	0.94	0.97	0.95	0.94	0.92	0.99	1.00	0.97	1.00
韩国	1.00	0.97	1.00	0.97	0.93	0.99	1.00	0.97	0.98	0.95	0.91	0.88	0.95	1.00
荷兰	0.72	0.72	0.71	0.72	0.74	0.73	0.70	0.65	0.63	0.64	0.64	0.65	0.66	0.68
新西兰	0.84	0.88	0.99	0.94	1.00	0.99	0.96	0.91	0.86	0.83	0.88	0.84	0.85	0.95
挪威	1.00	0.97	0.97	0.89	0.89	0.90	0.89	0.88	0.89	0.89	0.91	0.89	0.89	0.95
葡萄牙	1.00	1.00	1.00	0.95	0.99	1.00	0.98	0.97	0.94	0.94	1.00	0.97	1.00	1.00
斯洛伐克	0.99	0.99	1.00	1.00	1.00	1.00	0.98	0.98	0.97	0.92	0.92	0.89	0.85	0.90
瑞典	0.94	1.00	1.00	1.00	1.00	0.91	0.91	0.99	0.99	0.99	0.99	0.99	1.00	1.00
瑞士	0.89	0.87	0.87	0.88	0.90	0.86	0.90	0.90	0.93	0.91	0.92	1.00	1.00	1.00
英国	0.78	0.77	0.75	0.75	0.75	0.75	0.73	0.69	0.66	0.65	0.63	0.63	0.65	0.74
美国	0.60	0.61	0.60	0.59	0.59	0.58	0.57	0.57	0.57	0.57	0.56	0.55	0.56	0.56

4.3 医疗保障制度数据包络分析（DEA）效率的影响因素实证分析

4.3.1 实证模型的设定与回归结果

目前学者们对医疗保障制度效率的研究有所关注，但对影响医疗保障制度效率高低的因素进行研究的还较少。国外已经研究医疗保障制度效率影响因素的学者以 DEA 效率值做因变量，然后选择包括医疗保障覆盖率、总人口、人均收入、失业率、贫困率、哮喘人口比例、失能人口比例、65 岁及以上人口比例、学士及其学位人口比例、白种人比例、非洲裔美国人口比例、女性人口比例、职业与健康或教育领域相关的人口比例等因素作为自变量研究美国 60 个大城市的医疗保障制度效率影响因素，通过普通最小二乘法（Ordinary Least Square，简称 OLS）、二阶段最小二乘法（Two-stage Least Squares，简称 2SLS）、受限因变量模型（Tobit）和截尾回归（Truncated Regression）4 种方法进行实证分析发现医疗保障覆盖率、失能人口比例、65 岁及以上人口比例、非洲裔美国人口比例、女性人口比例对医疗保障制度的 DEA 效率有显著的负面影响。帕布洛等人（2012）根据 2010 年 5 月 OECD 发布的能够反映所选 29 个 OECD 国家医疗保障制度性质的调查数据[①] 研究这些国家的医疗保障制度效率的影响因素，这 29 个国家包括德国、荷兰、瑞士、斯洛伐克、卢森堡、墨西哥等，其调查数据包括：保险人选择（医疗保障制度的类型是国家型的还是地方型的）、保险人的竞争程度、基本医疗保障之外参与私人医疗保障的人口比例、私人医疗服务提供的程度、医疗服务提供者对价格的监管、医疗服务使用者对质量和价格的反馈信息、提供医疗服务的奖励（医院或者医务技

---

① Health Care Systems Efficiency and Institutions. OECD Publishing,2010(5).

术人员是获得固定工资还是根据诊疗人数获得浮动工资)、医疗技术人员和设备的监管、患者选择医疗服务提供者的自主权利、门槛资格、患者的价格信息(患者支付医疗费用的比例)、医疗服务的优先级设置(提供医疗服务的范围和标准)、预算控制的强度(医疗服务预算以及分部门或者/和分地区进行分配预算资金的规则或者/和目标)、对第三方支付费用的监管、医疗服务决策的分散化程度(地方政府采纳医疗制度决策的数量)、基本医疗保障覆盖率、医疗保障的深度(即基本医疗保障的药品和服务能够报销的费用比例)等共20项,作者以DEA效率值为因变量,上述20项数据为自变量进行计量回归分析,发现基本医疗保障之外参与私人医疗保障的人口比例、医疗服务提供者对价格的监管对效率有显著的正面影响,基本医疗保障覆盖率对效率虽有负面影响,但是不显著。

国内学者研究医疗保障制度效率影响因素的还较少。闫威和胡亮(2009)在测算了涵盖医疗保险在内的社会保障公共服务的DEA效率之后,以DEA效率值为被解释变量,以地区虚拟变量、人均收入、人均GDP、人均医疗保健支出、最低工资标准和储蓄6个自变量构建了面板数据计量回归模型分析影响效率的因素,研究结果表明储蓄、最低工资标准、人均医疗保健支出对DEA效率具有显著负影响,人均GDP对DEA效率具有显著正影响。陶春海(2009)定性分析了我国医疗总费用"重视医疗和城市、轻预防和农村的倒三角"的分配格局使得医疗资源在城市和农村、大中型医院和基层医疗机构分配不平衡,最终会导致我国医疗资源的使用效率降低。郑伟和章春燕(2010)对新农合医疗保障制度效率的影响因素进行了研究,他们以DEA效率为因变量,选择的自变量包括政府预算收入、农村人口比例、农村家庭人均医疗消费、每千人拥有的医疗机构数以及地区虚拟变量,通过Tobit模型和普通最小二乘法进行回归分析,研究结果表明医疗机构数量增多会降低新农合医疗保障制度的DEA效率,他们认为这是由于建立医疗机构需要额外的资金投入造成了效率降低,同时,还发现政府收入越高能够带来更好的效率,农村人均医疗费用与效率之间是显著负相关关系,说明对医疗需求更高的地区DEA效率较低。

综合上述这些学者的研究成果表明，影响医疗保障制度效率的因素大致包括三个方面：一是经济类因素；二是人口类因素；三是医疗保障制度因素。我们构建的面板数据计量方程设定如下：

$$DEA_{it} = \alpha + \beta_1 EV_{it} + \beta_2 DE_{it} + \beta_3 HE_{it} + \varepsilon_{it}$$

其中，DEA_{it} 是第 i 国在第 t 年（本章所有变量的角标 i、t 含义均与此一致）的 DEA 效率值，EV_{it} 是表示经济类因素的变量，DE_{it} 是表示人口类因素的变量，HE_{it} 是表示医疗保障制度因素的变量，ε_{it} 是随机扰动项，它服从独立同分布。为了便于实证分析，我们分别选取具有代表性的统计指标来衡量上述三大类因素对医疗保障制度效率的影响作用。

4.3.2 回归变量选取及模型说明

我们选择 25 个 OECD 国家医疗保障制度的 DEA 效率值作为被解释变量。关于自变量的选择，在考虑数据可得性和数据性质的情况下，我们选择了失业率、人均净收入两个经济类因素，65 岁及其以上人口比例作为人口类因素，人均公共医疗费用、每千人床位数、每千人医生数量、商业医疗保障参保率作为医疗保障制度因素，另外，为了考虑金融危机与医疗保障制度效率之间的关系，我们使用了 D1 这一时间虚拟变量来表示。因此，我们在研究医疗保障制度效率的影响因素时，被解释变量和自变量的选择具体如下：

被解释变量：DEA_{it}——所选 25 个 OECD 国家的医疗保障制度 DEA 效率，表示第 t 年第 i 个国家的医疗保障制度效率值。

自变量：$65YEAR_{it}$——所选 25 个 OECD 国家的老龄化程度，表示第 t 年第 i 个国家的 65 岁（包括 65 岁）以上人口占总人口的百分比。

UNE_{it}——所选 25 个 OECD 国家的失业率，表示第 t 年第 i 个国家的失业率。

$LnINC_{it}$——所选 25 个 OECD 国家的人均净收入，表示第 t 年第 i 个国家的人均净收入，为了消除与其他变量之间的相关性，我们对其取了对数。

BED_{it}——所选 25 个 OECD 国家每 1000 人的床位数，表示第 t 年第 i 个国家每千人拥有的床位数量，是衡量医疗服务固定投资和设备的重要指标。

PHY_{it}——所选 25 个 OECD 国家每 1000 人的医生数量，表示第 t 年第 i 个国家每千人拥有的医生数量，是衡量医疗服务可及性的重要指标。

PHI_{it}——所选 25 个 OECD 国家的商业医疗保障参保率，表示第 t 年第 i 个国家居民在加入基本医疗保障体系之后，参与私人（商业）医疗保障的人口占总人口的百分比。

$LnFEE_{it}$——所选 25 个 OECD 国家的人均公共医疗费用，表示第 t 年第 i 个国家的人均公共医疗费用支出，意味着各国政府对医疗保障事业的支持。

D1——时间虚拟变量，表示 2007 年爆发金融危机对医疗保障制度效率的影响。

由于数据的可得性问题，我们这里采用的是非平衡面板数据模型来进行实证分析，面板数据是截面上个体在不同时点的重复观测数据，非平衡面板数据就是面板数据中的个体在相同时期内缺失了若干个观测数据。选择面板数据模型的优点在于：较多的观测值能够增加估计量的抽样精度；面板数据模型比单截面数据模型能够获得更多的动态信息。本书中的所有自变量数据均来自 OECD 数据库和 The World Bank 的数据库，所有回归变量的描述性统计值如表 4.7 所示。为了克服模型可能存在的异方差性问题，对人均净收入和人均公共医疗费用两个变量取了对数。

表 4.7 医疗保障制度效率影响因素实证模型中变量的描述性统计值

	平均值	中间值	最大值	最小值	标准差	斜度	峰度
DEA 效率值	0.76	0.74	1	0.58	0.1	0.58	2.57
65 岁及以上人口比例	0.14	0.15	0.20	0.11	0.02	-0.05	1.91
失业率	0.07	0.06	0.13	0.02	0.02	0.46	2.60
人均净收入（对数）	10.08	10.08	10.49	9.62	0.20	0.05	2.50
每千人床位数	6.06	5.24	9.60	3.40	2.12	0.23	1.41
每千人医生数	2.79	2.80	4.23	1.80	0.64	0.24	1.86
商业医疗参保率	0.38	0.34	0.92	0.00	0.26	0.37	2.09
人均公共医疗费用（对数）	7.51	7.53	8.54	6.56	0.39	0.20	2.72

使用面板数据建立计量模型包括混合模型、固定效应模型和随机效应模型 3 种。其中混合面板数据模型的特点就是对任何个体和截面回归系数都是相同的，面板数据的固定效应模型的特点是误差项和解释变量之间是相关的，面板数据的随机效应模型的特点是误差项和解释变量之间是不相关的。另外，由于使用不平稳经济变量建立计量回归模型会造成虚假回归问题，因此，通常建立模型之前要判断数据序列的平稳性，但是由于我们的面板数据属于短面板数据，即时间较短截面较宽（我们使用的 OECD 国家的数据一共包括 25 个国家 14 年的数据），所以我们没有作单位根检验，而且数据时间较短很难得到数据之间的长期均衡关系，也就不需要作协整分析。

4.3.3 影响数据包络分析（DEA）效率的实证分析

为了确定是选择混合模型、固定效应模型还是随机效应模型，我们通过 F 统计量和 Hausman 统计量来进行检验，其中 F 统计量用于检验是应该建立面板混合模型还是面板固定效应模型，Hausman 统计量用于检验是应该建立面板固定效应模型还是面板随机效应模型。以下是关于 F 统计量和 Hausman 统计量的基本原理：

F 统计量的检验原理是在原假设"约束条件成立的条件下"，F 统计量服从（m,T-k）的 F 分布，建立 F 统计量的假设：

原假设 H_0：$\alpha_i=\alpha_0$ 模型中不同个体的截距相同（即面板混合模型）

备择假设 H_1：模型中不同个体的截距项 α_i 不同（即面板个体固定效应模型）

$$F = \frac{(RSS_r - RSS_u)/[(NT-k)-(NT-N-k)]}{RSS_u/(NT-N-k)} = \frac{(RSS_r - RSS_u)/N}{RSS_u/(NT-N-k)}$$

其中 RSS_r 表示约束模型，即面板混合模型的残差平方和，RSS_u 表示非约束模型，即个体固定效应模型的残差平方和。约束条件是 N 个，k 表示面板混合模型中回归参数个数，F 统计量在 H_0 成立的条件下服从（N，$NT-N-k$）的 F 分布。若用样本计算的 $F \leqslant Fa$（N，$NT-N-k$），则接受原假设，建立面板混合模型，否则拒绝原假设，应该建立个体固定效应模型。

Hausman 统计量的检验原理是如果面板数据模型是随机效应模型，那么回归参数的离差变换最小二乘估计量和可行广义最小二乘法估计量都有一致性，如果面板数据模型是固定效应模型，那么回归参数的离差变换最小二乘估计量具有一致性，但是可行广义最小二乘法估计量是非一致性的。因此，当回归参数的两种估计结果差别较小时，应该建立随机效应模型，如果回归参数的两种估计结果差别较大时，就应该建立固定效应模型。建立 Hausman 统计量的假设如下：

原假设 H_0：个体效应 α_i 与解释变量 X_{it} 无关（随机效应模型）

备择假设 H_1：个体效应 α_i 与解释变量 X_{it} 相关（固定效应模型）

如果样本计算的 $H \leqslant \chi_\alpha^2(m)$（$\alpha$ 表示检验水平，m 表示被检验的回归参数的个数），那么就接受原假设，建立随机效应模型，反之，拒绝原假设，建立固定效应模型。

我们使用 Eviews7.2 版本软件进行面板数据回归分析，通过软件计算的 F 统计量是 44.24，其相应的 P 值小于 0.05，如表 4.8 所示。因此我们能够得出结论，推翻 F 统计量检验的原假设，应该建立面板数据的固定效应模型。

表 4.8　F 统计量检验结果

Redundant Fixed Effects Tests：Test cross-section fixed effects			
Effects Test	Statistic	d.f.	Prob.
Cross-section F	44.237405	(13,64)	0.0000
Cross-section Chi-square	197.899446	13	0.0000

接下来，仍然使用软件计算 Hausman 统计量，其统计值等于 19.85，其相应的 P 值小于 0.05，如表 4.9 所示。我们得出结论推翻原假设，应该建立面板数据的固定效应模型。

表 4.9　Hausman 统计量检验结果

Correlated Random Effects - Hausman Test：Test cross-section random effects			
Test Summary	Chi-Sq. Statistic	Chi-Sq. d.f.	Prob.
Cross-section random	19.852663	8	0.0109

综合上述 F 统计量检验和 Hausman 统计量检验的结果得知，应该建立面板数据的固定效应模型进行计量回归分析，回归结果如表 4.10 所示，我们能够从中得出如下结论：

表 4.10　医疗保障制度 DEA 效率影响因素的固定效应模型回归结果

解释变量	系数	标准差	t 统计量	概率 p 值
常数项	-1.304682	0.602812	-2.164326	0.0342
65 岁及以上人口比例	0.395881	0.890649	0.444487	0.6582
失业率	1.473759	0.389141	3.787215	0.0003
人均净收入（对数）	0.292155	0.082586	3.537570	0.0008
每千人床位数	-0.006249	0.007609	-0.821210	0.4146
每千人医生数	-0.047509	0.021793	-2.179979	0.0329
商业医疗参保率	0.115919	0.038496	3.011217	0.0037

解释变量	系数	标准差	t统计量	概率p值
人均公共医疗费用（对数）	-0.121158	0.030570	-3.963354	0.0002
D1	-0.027060	0.018567	-1.457408	0.1499
R-squared	0.956902			
Adjusted R-squared	0.942761			

说明：R^2=95.69%，调整后的 R^2=94.28%。

第一，人口老龄化程度与医疗保障制度的 DEA 效率之间没有显著关系。通过面板数据的回归结果可以得出在控制其他变量不变的情况下，尽管老龄化程度（用 65 岁及以上人口比例来表示）提高 1%，能够促使 DEA 效率值提高 40%，但是老龄化程度对 DEA 效率的这种影响是不显著的（P 值大于 10%）。这是由于随着老龄化趋势日益严重，老年人机能老化和患病的概率要高于其他人群，这客观上引起他们对医疗服务的需求量增加，相应地造成了医疗服务费用的增加和医疗资源使用的增加，这些因素对医疗保障制度提出了更高的挑战，能够推动政府或医疗保障制度实施者提高其运行效率，满足更多的医疗服务需求。值得注意的是，人口老龄化是一个渐进持续的过程，医疗保障制度涉及的相关机制很多，短期内很难实现效率的快速提高，所以人口老龄化程度对医疗保障制度效率的影响作用不显著。

第二，失业率对医疗保障制度的 DEA 效率之间具有显著正影响。我们通过回归结果能够发现，失业率提高 1%，能够促使医疗保障制度效率显著地提高 1.47 倍。健康作为人们的生存权利之一，受到了越来越多国家和政府的重视。世界上很多国家都专门针对低收入群体、贫穷人口提供低收费甚至是免费医疗保障服务，尽管这些人群没有足够的收入来支付医疗参保费，但是他们享有获得健康的权利，每个国家都应该根据本国的经济社会实际情况在考虑医疗服务公平性的同时考虑其长期可持续性的基础上制定医疗保障服务的低收费、补贴和免费政策，不论选择的是何种医疗保障制度模式，政府都有必要将一定比例的财政收入用于保证这些无力缴费的人群获得基本的医疗服务。这也是现代文明社会的一种体现。在资金有限的情况下，失业率越高，劳动人口的收入就会比之前减少，甚至要动用储蓄，导致医疗费用成为其经济负担之一，就意味着政府必须要采取各种措施提高和改善医疗保障制度的经济效率，使得医疗服务惠及更多的人群，尤其是遭受失业的低收入人群和贫穷人口，保障其健康权利是保持劳动力资本和维护社会稳定的重要措施。

第三，人均净收入提高能够促使医疗保障制度的 DEA 效率显著提高。通过表 4.10 的结果，我们能够得出结论，人均净收入提高 1%，能够促使医疗保障制度的 DEA 效率显著地提高 29.22%，这意味着人们收入水平的提高能够推动医疗保障制度效率的改善和提高。实际上，收入为人们获得健康提供了所需的物质基础和条件。人的一生都与疾病、意外事故等风险相伴。医疗保障制度出现之前，人们只能通过自付费的形式去诊所、医院获得医疗服务，直接支付医生的检查费、药品费用等，之后为了抵御家庭灾难性医疗费用支出，人们采用自愿计划的形式获得互助式医疗服务，防止人们因治病支付大额或者巨额医药费用而陷入家庭经济危机。进入 20 世纪之后，越来越多的国家开始通过建立基本的医疗保障制度（通过政府、企业、个人及社会组织等多个渠道筹资来购买医疗卫生服务）代替人们自发互助式的医疗保障。尽管如此，人们仍然面临医疗资源有限、医疗服务需求不断扩大和需求多样化的挑战以及医疗资金有限的尴尬局面，因此基本的医疗保障难以满足不同层次人们的健康需求，人们只有在收入水平提高后才能相对增强自身的购买能力，可以通过自付购买商业医疗保险计划或者完全自付费用到境外看病来获得更方便、更快捷的医疗服务。因此，其他条件不变的情况下，人均净收入的提高能够促使医疗保障制度 DEA 效率的提高，但是由于存在道德风险和逆选择的问题，收入对医疗保障制度效率的影响还需要进一步的综合判断和研究。

第四，每千人床位数与医疗保障制度的 DEA 效率没有显著关系。实证结果表明每千人床位数对 DEA 效率具有不显著的负影响。每个国家的医疗保障制度都包含医疗服务提供机构，例如各类医院、护理机构、卫生所等，这些机构作为医疗服务的具体提供场所，一方面对于患者而言是医疗服务机构，必须有医疗设备，包括床位、检查仪器等才能获得服务，一定程度上讲床位数越多越能够为病人提供舒适的环境，但是现实中由于很多病人并不一定需要住院治疗，如果医院的床位数过多就会造成浪费，同时会诱使医院、医疗技术人员通过诱导性需求给不需要住院的病人开立住院诊疗，造成了医患双方的矛盾和医疗资金的浪费。另一方面对于政府或者医疗机构本身而言，它们相当于是整个医疗保障制度的固定投资。对于医疗机构本身或者政府等医疗设备出资购买方而言，医疗设备增加意味着成本增加，过多的医疗设备意味着闲置和浪费，甚至会产生医疗设备购买过程中的寻租和腐败行为，所以类似于每千人床位数这样的医疗设备对医疗保障制度的 DEA 效率影响作用尚没有定论。

第五，每千人医生数对医疗保障制度的 DEA 效率具有显著负影响。实证分析的结果表明每千人医生数增加 1，会造成 DEA 效率显著减少 0.05。目前世界各国医疗保障研究面临的普遍问题之一就是医生诱导需求。美国公共健康政策研究专家米尔顿·罗默及其同事（1959）发现医院的每千人床位数与每千人住院天数之间具有正相关关系，于是得出了著名的罗默定律（Roemer's Law），即"医院床位数增加会使利用病床的人数增加"。这就是医生诱导需求产生的结果。受医学专业知识和医疗专业技能有限的影响，普通的人群在患病时对自己的病情不确定，对所需的医疗服务更加不确定，于是通过医院的医生来获得关于病情的信息来选择医疗产品，而医生作为医疗服务的提供者，利用其专业知识和所获得的信息优势实现自身利益的最大化，出于获利或者自我保护的动机给患者推荐很多并不需要的医疗服务，如此既可以增加医生的收入，也可以推卸责任实现保护自身的目的。医生的这种诱导需求导致患者进行了很多种不必要的检查和治疗致使医疗资源被过度消费，不但增加了医疗费用，占用了社会公共医疗资源，而且造成了很大的浪费，同时增加了患者的经济负担和精神负担，不利于患者的健康。所以每千人医生数与医疗保障制度效率之间是负相关关系。

第六，商业医疗参保率对医疗保障制度的 DEA 效率具有显著正影响。根据回归结果显示，商业医疗参保率增加 1%，能够促使医疗保障制度效率显著提高了 11.59%。目前，商业医疗保险是人们在参加了基本医疗保障制度之外自愿选择的，其主要作用是能够补充基本医疗保障范围不足的部分、补充基本医保封顶线以上的医疗费用、补充不符合基本医疗保障人群的医保需求（例如美国）等。商业医疗保险公司按照市场机制经营，能够及时掌握不同地区、不同层次、不同人群对医疗服务的市场需求情况，设计开发出更加精细化的医疗险种，提供了更加丰富的医疗保险产品品种，能够最大程度地、及时地满足人们多样化的医疗保险需求。同时还能够在承包、理赔服务过程中，充实和培养医疗管理人才，促进医疗服务市场提高管理水平。所以商业医疗保险参保率提高能够促使医疗保障制度的 DEA 效率在一定程度上有所提高和改善。

第七，人均公共医疗费用对医疗保障制度的 DEA 效率有显著的负影响。人均公共医疗费用在回归结果中的系数是负 0.12，相应的 P 值是 0.0002，小于 5%，说明人均公共医疗费用对医疗保障制度的 DEA 效率具有负影响，这表明在医疗服务需求更高的地区，医疗保障制度的效率更低。人均公共医疗费用的不断增加，意味着其他条件不变的情况下，为医疗服务筹集到了更多的资金。但是由于医疗技术人员的工资、医院的基本建设和药品购置都要有足够的资金作保障，另外类似于心脏病、癌症等慢性病的患病率不断上升，为了开发更有效的药品和治疗方法，卫生费用将会不断增加，所以在公共医疗费用和医疗服务需求都在不断增长的情况下，医疗保障制度的效率很难有显著的改善。

第八，金融危机爆发对医疗保障制度的 DEA 效率没有显著影响。回归结果显示，2007 年爆发的金融危机与医疗保障制度的效率之间没有显著的相关关系。尽管金融危机爆发后对美国和欧盟国家的经济产生了负面影响，失业率上升，政府收入减少，负债增加，甚至出现了个别国家资不抵债破产等现象，但是关于金融危机与医疗保障制度效率的关系还需要进一步的研究。

综合上述分析，我们可以推断发现，医疗保障制度的 DEA 效率受经济因素及医疗保障制度本身因素的影响较大，这就为如何提高和改善医疗保障制度的 DEA 效率指明了方向。

4.4 本章小结

本章采用两阶段研究方法研究 OECD 国家医疗保障制度的效率及其影响因素。首先，运用非参数法之一的 DEA 度量了所选 25 个 OECD 国家医疗保障制度的 DEA 效率。然后，运用面板数据计量分析方法实证分析了影响效率值高低的因素。

关于医疗保障制度的效率方面的研究结果表明：第一，医疗保险制度模式的选择与其效率值大小之间没有必然的联系，例如同样实施法定医疗保障制度的日本实现了医疗保障制度的效率最大化（DEA 均值=1），而德国的 DEA 效率相对较低（DEA 均值=0.66）。第二，医疗保障制度的效率与所选国家的经济水平之间没有必然关系，例如匈牙利无论是标准 DEA 还是超效率值都位居第一，但其经济水平远远不及美国。

关于医疗保障制度效率影响因素的研究结果表明，第一失业率、人均净收入和商业医疗保险参保率这 3 个经济因素对改善 DEA 效率有积极作用，而人均公共医疗费用支出增加对提高 DEA 效率则有显著负影响。这说明医疗保障制度效率的提高不是一味增加政府公共医疗费用支出就能解决的，还需要将商业医疗保险纳入医疗保障体系，同时增加人们收入进而提高其对医疗服务的购买力。

第5章 经济合作与发展组织（OECD）国家 医疗保障制度效率分析——基于 随机前沿（SFA）方法

由于非参数效率和参数效率测算方法的原理不同，其结果也会出现较大差异。为了综合客观的评价 OECD 国家的医疗保障制度效率并进行比较，我们在第 4 章使用 DEA 非参数效率方法的基础上，在本章采用 SFA 参数效率方法测算 OECD 国家的医疗保障制度效率。

5.1 医疗保障制度效率的随机前沿（SFA）衡量方法

1977 年，艾格纳、洛弗尔和施密特与缪森和范登布洛克首次提出了 SFA 效率方法，当时的方法是基于横截面数据构建了生产函数，他们在函数中设定的误差项包括两个部分：第一部分是由于随机因素造成的，另一部分是由于技术非有效造成的。之后福森德、洛弗尔和施密特（1980）等学者将 SFA 效率研究方法进行了扩展，得出了成本函数。与 DEA 方法运用于研究医疗保障制度效率比较，使用 SFA 效率方法进行该领域研究的文献更加稀少。目前主要的文献包括：格林（2004）采用 SFA 效率测算方法研究了 WHO 成员国医疗保障制度的异质性和无效性两个问题；帕布洛等人（2012）采用 SFA 方法估算了所选 29 个 OECD 国家的医疗保障制度效率；我国学者林江和蒋涌（2009）使用 SFA 方法估算了我国医疗保障制度的成本效率。

SFA 效率方法与 DEA 方法的区别是要构建具体的健康生产函数

来计算医疗保障制度的效率，SFA 效率测算方法要求我们必须假设一个生产前沿面函数，并区分无效率误差项和随机误差项两个不同的误差项，其中无效率误差项是由于某些不可知的因素造成了决策单元的实际生产水平低于其潜在的生产水平。为了与 DEA 非参数效率方法作比较，获得较客观的医疗保障制度效率研究结果，我们在这一章使用的投入和产出指标与上一章保持一致，数据值和数据来源也保持一致。我们首先设定生产前沿面函数，然后使用 SFA 效率方法测算得出 SFA 效率值，最后构建面板数据模型来实证分析影响 SFA 效率的因素。基于 SFA 效率方法的参数法生产函数如下：

$$Y_{it} = \alpha + X_{it}^{'} \beta + v_{it} - u_i$$

其中，Y_{it} 是表示产出指标，即第 i 个国家在第 t 年的预期寿命；$X_{it}^{'}$ 表示投入指标，它包括即第 i 个国家在第 t 年的人均医疗费用、人均酒精消费量、人均二氧化碳排放量和接受高等教育的人口比例；v_{it} 表示第 i 个国家在第 t 年的随机误差项；u_i 代表非负的误差项，它是由于每个国家存在的无效率引起的，并且投入要素与无效率之间可能存在关系。由此我们得到 SFA 效率即基于 SFA 方法的技术效率表达式为：

$$TE_i = \frac{E(Y_{it} \mid \tilde{u}_i, X_{it})}{E(Y_{it} \mid \tilde{u}_i = 0, X_{it})}$$

本书采用的是巴蒂斯和科林（1992）提出的 SFA 模型，这一模型能够处理非平衡面板数据的生产函数，为了便于与 DEA 效率值进行比较，我们采用了 SFA 效率方法逐年测算决策单元的效率值，通过运行 Frontiers4.1 软件可以分为 3 个阶段分析步骤：第一阶段是进行最小二乘法估计（Ordinary Least Squares，简称 OLS），得出的所有待估参数都是无偏有效的。第二阶段运用"格子状搜索法"计算 γ 值，γ 值表示非效率误差占总误差的比例。这一阶段是对 OLS 估计的参数值进行修正调整得出极大似然函数值。在这里，γ 的取值范围是(0, 1)时表明可以采用 SFA 方法继续进行效率测算；如果 γ 值等于 1 那么就要用确定性的前沿方法例如线性规划方法来研究；如果 γ 值等于 0 说明都是随机误差造成的总误差，用 SFA 方法也不合适。本书使用的模型经过逐年运算之后我们发现 1996～2009 年 SFA 模型的 γ 值范围均小 1 大于 0，且在 1% 的条件下是显著的，这说明存在技术效率损失问题，因此可以使用 SFA 效率方法来进行测算其效率，由于每年的 OLS 回归结果很多，所以我们这里没有一一列举。第三阶段是利用极大似然方法联立估计技术效率方法得出决策单元的技术效率值，即 SFA 效率值。

5.2 经济合作与发展组织（OECD）国家医疗保障制度的随机前沿（SFA）效率

5.2.1 医疗保障制度的随机前沿（SFA）效率值

根据上述 SFA 效率方法设定的健康生产函数，使用专门测算 SFA 效率的软件 Frontier4.1 对所选的 25 个 OECD 国家，也即 25 个决策单元逐年进行了 14 次（1996～2009 年共 14 年的数据）SFA 效率测算，得到表 5.1 中所示的结果，从中我们能够得到以下主要的结论：

第一，不同的效率研究方法测算得出的医疗保障制度的结果差异很大。首先，通过与标准 DEA 效率相比，SFA 效率方法测算的相同决策单元在相同年份的效率结果值差异都很大，也就是说 DEA 非参数法和 SFA 参数法两种效率测算方法得出的同一国家同一年的医疗保障制度效率结果不同。因此，我们不能简单地通过单一的 DEA 效率模型或者 SFA 效率模型来判断任何一个国家的医疗保障制度是否实现了有效运行。例如澳大利亚在 2009 年的 DEA 效率值只有 0.78，而使用 SFA 模型测算的效率值高达 1，很显然这两种方法计算的效率值结果发生了较大差异，我们只能说在 SFA 效率方法下澳大利亚医疗保障制度是有效的。又如，从 1996 年到 2009 年匈牙利、韩国、葡萄牙、瑞典和瑞士这 5 个国家在 DEA 效率模型下测算的效率值均是 1，表明其在生产前沿面上，医疗保障制度是有效的，但是使用 SFA 效率方法计算后，其效率值都低于 1，特别是匈牙利在 1996～2009 年期间的 SFA 效率值最高只有 0.93，最低只有 0.92，表明匈牙利的医疗保障制度不在生产前沿面，医疗保障制度是非有效的，还需要继续改进，这与 DEA 效率结果有着本质的差异。

表 5.1　SFA 模型测算的效率结果

国家	1996	1997	1998	1999	2000	2001	2002	2003	2004	2005	2006	2007	2008	2009
澳大利亚	1	0.99	1	1	1	1	1	1	0.99	1	1	1	1	1
奥地利	0.98	0.99	0.99	0.99	0.99	0.99	0.99	0.99	0.99	0.99	1	0.99	0.99	0.99
比利时	0.98	0.98	0.98	0.98	0.98	0.98	0.98	0.97	0.97	0.97	0.98	0.98	0.98	0.98
加拿大	0.99	0.99	0.98	0.98	0.99	0.98	0.98	0.97	0.98	0.98	0.98	0.98	0.98	0.97
捷克	0.98	0.98	0.96	0.98	0.98	0.98	0.96	0.97	0.98	0.96	0.97	0.96	0.98	0.96
丹麦	0.96	0.96	0.96	0.96	0.96	0.96	0.96	0.96	0.96	0.96	0.96	0.96	0.96	0.96
芬兰	0.97	0.97	0.97	0.97	0.97	0.97	0.97	0.97	0.98	0.97	0.98	0.97	0.98	0.97
法国	0.99	0.99	1	1	1	1	1	1	1	1	1	0.99	1	1
德国	0.97	0.98	0.98	0.98	0.98	0.99	0.98	0.98	0.98	0.98	0.99	0.98	0.99	0.98
希腊	1	1	1	1	0.99	1	1	1	0.99	0.99	0.98	0.98	0.98	0.98
匈牙利	0.93	0.93	0.93	0.93	0.92	0.93	0.92	0.93	0.93	0.93	0.93	0.92	0.93	0.93
冰岛	0.97	0.98	0.97	0.97	0.97	0.97	0.97	0.97	0.98	0.98	0.98	0.98	0.98	0.99
爱尔兰	0.99	0.98	0.98	0.98	0.98	0.98	0.98	0.98	0.98	0.98	0.98	0.98	0.98	0.98
意大利	0.99	0.99	1	1	1	1	1	1	0.99	1	1	1	0.99	0.99
日本	1	1	1	1	1	1	1	1	1	1	1	1	1	1
韩国	0.95	0.96	0.96	0.97	0.98	0.98	0.97	0.98	0.99	0.99	0.99	0.99	0.99	0.98
荷兰	0.98	0.99	0.98	0.98	0.98	0.98	0.97	0.98	0.97	0.98	0.98	0.98	0.98	0.98
新西兰	0.99	0.98	0.99	0.99	0.98	0.98	0.98	0.99	0.98	0.98	0.98	0.99	0.98	0.98
挪威	0.95	0.96	0.95	0.95	0.96	0.95	0.96	0.95	0.96	0.96	0.96	0.96	0.95	0.96
葡萄牙	0.99	0.98	0.99	0.99	0.98	0.98	0.98	0.99	0.98	0.99	0.99	0.99	0.99	0.99
斯洛伐克	0.95	0.95	0.95	0.95	0.94	0.94	0.93	0.93	0.94	0.94	0.93	0.93	0.94	0.94
瑞典	0.97	0.98	0.98	0.98	0.98	0.97	0.98	0.97	0.98	0.98	0.98	0.98	0.98	0.98
瑞士	0.97	0.98	0.98	0.98	0.98	0.99	0.98	0.99	0.99	0.99	1	0.99	0.99	0.99
英国	0.99	0.98	0.98	0.98	0.98	0.98	0.98	0.98	0.98	0.98	0.98	0.98	0.98	0.98
美国	0.93	0.94	0.93	0.92	0.92	0.92	0.93	0.92	0.94	0.93	0.93	0.94	0.93	0.93

其次，根据 DEA 方法和 SFA 方法测算的效率值进行排名之后的变动较大。例如，匈牙利的标准 DEA 效率值排名是第 1 位，而其 SFA 效率值排名是倒数第 2 位，其他效率排名变化较大的国家还包括澳大利亚、奥地利、比利时、法国、德国、冰岛、爱尔兰、挪威、斯洛伐克共和国和瑞典等国家，如表 5.2 所示。综上所述，DEA 非参数方法和 SFA 参数方法得出的 25 个决策单元的效率值有着截然不同的结果，这两种研究方法都有其理论基础并且被广泛用于经济学研究，当然也包括医疗卫生体系效率的研究中，之所以出现上述情况，这可能是由于两种方法的假设条件不同，研究的基础条件不同。SFA 方法可以从每一阶段分析各个参数值的显著性和决策单元是否能够适用 SFA 方法来测算效率，而 DEA 方法是非参数研究方法无须得知各个参数之间的具体函数关系，我们可以根据已有的健康生产理论来进行模拟测算，目前关于两者到底孰优孰劣尚没有定论。

表 5.2　SFA 效率值与 DEA 效率值排名的比较

国家	标准 DEA 均值	排名	超效率 DEA 值	排名	SFA 均值	排名
澳大利亚	0.84	16	0.84	16	1.00	1
奥地利	0.76	19	0.76	19	0.99	5
比利时	0.73	21	0.73	21	0.98	10
加拿大	0.92	14	0.92	14	0.98	11
捷克	0.92	15	0.92	15	0.97	19
丹麦	0.64	25	0.64	25	0.96	21
芬兰	0.78	17	0.78	17	0.97	20
法国	0.94	13	0.94	13	1.00	2
德国	0.66	24	0.66	24	0.98	12
希腊	0.98	11	1.00	11	0.99	6
匈牙利	1.00	1	1.23	2	0.93	24
冰岛	0.99	8	1.01	10	0.98	13
爱尔兰	0.67	23	0.67	23	0.98	14

国家	标准 DEA 均值	排名	超效率 DEA 值	排名	SFA 均值	排名
意大利	0.99	9	1.12	5	1.00	3
日本	1.00	2	1.03	9	1.00	4
韩国	1.00	3	1.13	4	0.98	15
荷兰	0.76	20	0.76	20	0.98	16
新西兰	0.98	12	0.99	12	0.99	7
挪威	1.00	4	1.05	7	0.96	22
葡萄牙	1.00	5	1.11	6	0.99	8
斯洛伐克	0.99	10	1.34	1	0.94	23
瑞典	1.00	6	1.20	3	0.98	17
瑞士	1.00	7	1.04	8	0.99	9
英国	0.78	18	0.78	18	0.98	18
美国	0.70	22	0.70	22	0.93	25

第二，从 1996 年到 2009 年期间各国医疗保障制度的 SFA 效率均有波动，但幅度不大。我们通过比较 DEA 效率值和 SFA 效率值发现，除了匈牙利、韩国、葡萄牙、瑞典和瑞士这 5 个国家医疗保障制度的 DEA 效率值要比 SFA 效率值更高一些之外，其他国家的 DEA 效率值均要小于 SFA 效率值。此外，我们还能够直观地看到 25 个 OECD 国家 DEA 效率值的波动幅度远远大于 SFA 效率值的变化幅度。例如澳大利亚从 1996 年到 2009 年的 SFA 最低效率值是 0.99，它的 DEA 最低效率值是 0.69，而且我们能够发现 DEA 效率值的变化要比 SFA 测算的结果变化更大一些，图 5.1 中，澳大利亚的 DEA 效率值从 1999 年的峰值 0.94，下降至 2007 年的最小值 0.69，而它在同期的 SFA 效率值除了 2004 年降至 0.99 之外，其他年份里的 SFA 效率值都是等于 1，在生产有效前沿面上，变化非常小。变化比较明显的还有奥地利，它的 DEA 效率值在 2001 年达到峰值 0.86 之后，在 2008 年降低到最小值 0.71，而它的 SFA 效率值在 2006 年达到有效值 1，最小值为 1996

年的 0.98，显然 DEA 效率值变化幅度大于 SFA 效率值变化幅度。此外，丹麦的 DEA 效率值在 2002 年和 2005 年达到峰值 0.68，最小值为 1996 年的 0.57；美国的 DEA 最大效率值 0.75 比最小值 0.58 高出 0.17，它的 SFA 最大效率值 0.94 和最小值 0.92 之间相差只有 0.02，变化幅度小于 DEA 效率变化幅度。

第三，25 个决策单元的医疗保障制度的 SFA 效率值与其整体经济发展水平之间不存在必然的关系。通过 SFA 效率研究方法测算得出的 25 个 OECD 国家的医疗保障制度的效率值与其经济发展水平之间没有直接关系，这就是说经济发展水平最高的国家，其医疗保障制度的 SFA 效率值并不是最高的。例如，美国虽然是世界第一大经济体，从 1996 年开始投入的人均医疗费用都超过 3500 美元，但是其医疗保障制度的 SFA 效率值是 0.93，排名倒数第 1 位（如表 5.2 所示），像匈牙利、爱尔兰、以色列、韩国、斯洛伐克共和国这些中等收入国家，它们的医疗费用投入比美国少，但是其医疗保障制度的 SFA 效率值都高于美国，而类似于澳大利亚、法国、意大利和日本这些经济发展水平不如美国的发达国家，其医疗保障制度的 SFA 效率值都是 1，均在生产有效前沿面上。这也就说明经济发展水平高虽然在客观上提供了更好的经济条件，意味着能够筹集到更多的医疗资金，但是并不代表其医疗保障制度是有效运行的。

第四，各国选择的医疗保障制度模式与其 SFA 效率值是否有效之间没有明确的关系。与 DEA 非参数效率法得出的结论相同，SFA 参数效率方法测算的 25 个决策单元的效率值结果与其选择的医疗保障制度模式之间没有直接的关系，这就是说从效率角度比较，我们没有发现哪种医疗保障制度比其他医疗保障制度模式的效率更高，也就不能说明某种医疗保障制度就比其他医疗保障制度模式更具有优势。例如日本与德国都是实施法定医疗保障制度模式的国家，但是日本的 SFA 效率是 1，是有效的，而德国的 SFA 效率值是 0.98，是非有效的。类似的还有澳大利亚和意大利这样实施国家医疗保障制度模式的国家，澳大利亚和意大利的 SFA 效率值都是 1（如图 5.1 所示），但是与其实施相同医疗保障制度模式的国家例如英国的 SFA 效率值低于 1，是非有效的。这就说明特定的医疗保障制度模式在不同的国家效率是不一样的，并不始终有效，因此我们无法脱离开具体的国家，判断某种医疗保障制度模式是否有效。这与各国政府设计的医疗保障体系运行机制、各国的国情和特点等都有关系，不能简单地判断某种医疗保障制度就一定比另一种医疗保障制度的效率更高。

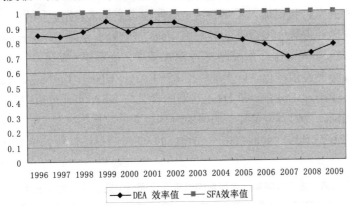

图 5.1　1996～2009 年澳大利亚 SFA 和 DEA 效率值的不同变化趋势

5.2.2　医疗保障制度随机前沿（SFA）效率的影响因素实证分析

如前所述，影响医疗保障制度效率的因素大致包括 3 个方面：一是经济类因素；二是人口类因素；三是医疗保障制度因素。我们的基本计量方程设定如下：

$$SFA_{it} = \alpha + \beta_1 EV_{it} + \beta_2 DE_{it} + \beta_3 HE_{it} + \varepsilon_{it}$$

其中，SFA_{it} 是第 i 国第 t 年（本章所有变量的角标 i、t 含义均与此一致）的效率值，EV_{it} 是表示经济类因素的变量，DE_{it} 是表示人口类因素的变量，HE_{it} 是表示医疗保障制度因素的变量，ε_{it} 是随机扰动项，它服从独立同分布。为了便于实证分析，我们选取具有代表性的统计指标来衡量上述三大类因素对医疗保障制度效率的影响。

我们通过建立面板数据模型实证分析医疗保障制度 SFA 效率的

影响因素，所选择的被解释变量是医疗保障制度的 SFA 效率值。关于自变量的选择，与 DEA 效率实证分析一致，我们选择的经济类因素是失业率、人均净收入，人口类因素是 65 岁及其以上人口比例，医疗保障制度因素是人均公共医疗费用、每千人床位数、每千人医生数量、商业医疗保障参保率。另外，为了考虑金融危机与医疗保障制度效率之间的关系，我们加入了 D1 这一时间虚拟变量来表示。因此，我们在研究医疗保障制度效率的影响因素时，被解释变量是 SFA_{it}——所选 25 个决策单元的医疗保障制度的 SFA 效率，表示第 t 年第 i 个国家的医疗保障制度效率值，自变量包括 $65YEAR_{it}$、UNE_{it}、$LnINC_{it}$、BED_{it}、PHY_{it}、PHI_{it}、$LnFEE_{it}$ 和 D1，它们的含义与 DEA 实证分析中代表的含义相同，我们不再赘述。书中的所有自变量数据均来自 OECD 数据库和 The World Bank 的数据库，所有回归变量的描述性统计值如表 5.3 所示。

表 5.3　医疗保障制度效率影响因素实证模型中变量的描述性统计值

	平均值	中间值	最大值	最小值	标准差	斜度	峰度
SFA 效率值	0.98	0.98	1	0.92	0.02	-1.95	6.86
65 岁及以上人口比例	0.14	0.15	0.20	0.11	0.02	-0.05	1.91
失业率	0.07	0.06	0.13	0.02	0.02	0.46	2.60
人均净收入（对数）	10.08	10.08	10.49	9.62	0.20	0.05	2.50
每千人床位数	6.06	5.24	9.60	3.40	2.12	0.23	1.41
每千人医生数	2.79	2.80	4.23	1.80	0.64	0.24	1.86
商业医疗参保率	0.38	0.34	0.92	0.00	0.26	0.37	2.09
人均公共医疗费用（对数）	7.51	7.53	8.54	6.56	0.39	0.20	2.72

　　为了确定我们是选择面板混合模型、面板固定效应模型还是面板随机效应模型，我们通过计算 F 统计量和 Hausman 统计量来进行检验，其中 F 统计量用于检验是应该建立面板混合模型还是面板固定效应模型，Hausman 统计量用于检验是应该建立面板固定效应模型还是面板随机效应模型。

我们使用 Eviews7.2 版本软件进行回归分析，通过软件计算的 F 统计量是 63.75，其相应的 P 值小于 0.05，如表 5.4 所示，我们能够得出结论推翻 F 检验的原假设，应该建立随机效应模型。

表 5.4　F 统计量检验结果

Redundant Fixed Effects Tests			
Pool: SFA			
Test cross-section fixed effects			
Effects Test	Statistic	d.f.	Prob.
Cross-section F	63.747440	(13,64)	0.0000
Cross-section Chi-square	226.643216	13	0.0000

另外，通过软件计算的 Hausman 统计量是 13.64，其相应的 P 值大于 0.05，如表 5.5 所示，我们得出结论是接受原假设，应该建立随机效应模型。通过比较个体随机效应模型和时间随机效应模型的拟合优度，我们发现时间随机效应模型较为合适。

表 5.5　Hausman 统计量的检验结果

Correlated Random Effects - Hausman Test			
Pool: SFA			
Test cross-section random effects			
Test Summary	Chi-Sq. Statistic	Chi-Sq. d.f.	Prob.
Cross-section random	13.644876	8	0.0915

综合上述 F 统计量检验和 Hausman 检验的结果得知，我们应该建立面板数据随机效应模型进行计量回归分析，结果如表 5.6 所示，我们能够从中得出如下结论：

第一，人均净收入对医疗保障制度的 SFA 效率值具有显著的负影响。计量模型回归结果显示，在其他条件不变的情况下，人均净收入提高 1%，医疗保障制度的效率就会下降 3.12%。更多的个人净收入意味着有更大的购买能力为获得医疗服务提供资金支持，能提供更好的产出。但是由于健康生产函数具有规模报酬可变的原因，当决策单元的规模报酬是递增的情况时，投入增加会带来更大规模的产出，增加 SFA 效率，但是如果决策单元是规模报酬递减的情况时，就会对效率有负影响。

第二，每千人床位数对医疗保障制度的 SFA 效率具有显著的正影响。回归结果如表 5.6 显示，每千人床位数增加 1，能促使医疗保障制度 SFA 效率提高 0.1。这是由于床位作为患者接受治疗中所需要的医疗设备，合理的床位数能够充分满足患者的医疗服务需求，使其获得更好的服务，同时也能够使得医疗机构本身或者政府等医疗设备购买者控制固定资产购买成本，避免过多的类似于床位数等医疗设备造成的闲置和浪费，占用过多的医疗资金，所以每千人床位数在一定程度上能够对医疗保障制度的 SFA 效率产生显著的正影响。

第三，商业医疗参保率对医疗保障制度的 SFA 效率具有显著正影响。根据回归结果显示，商业医疗参保率增加 1%，能够促使医疗保障制度 SFA 效率显著提高 1.35%。这是由于参保商业医疗保险计划不但能够补充基本医疗保障范围不足的部分、补充基本医保封顶线以上的医疗费用、补充不符合基本医疗保障人群的医保需求等基本医疗保障制度不包含的内容，还不受定点医院的限制，免除排队等候过长的问题，根据自己的患病情况选择适合的医院接受医疗服务。当然，在基本医疗保障制度的基础上，引入商业医疗保险参与提供医疗保障，能够引入市场机制经营，强化成本节约意识，发挥商业医疗保险在风险管理、精算技术等方面的优势，提高医疗保障计划设计的科学性，同时有利于减轻政府的财政压力，丰富医疗资金的筹资渠道。另外，引入商业医疗保险参与提供医疗保障服务，能够加强医疗保障服务过程中的竞争，促使基本医疗保障制度改善管理方式和减少不合理医药费用的支出，所以商业医疗保险参保率提高能够促使医疗保障制度的效率在一定程度上有所提高和改善。

第四，金融危机对医疗保障制度的 SFA 效率具有显著的负影响。我们通过回归结果发现，金融危机导致医疗保障制度的 SFA 效率下降，这可以从两方面进行解释：首先，金融危机影响了经济发展，造成国家经济收入降低。如图 5.2 所示，2007 年美国次贷危机引发的全球金融危机对英国、美国、德国、意大利和冰岛等国家的国家净收入造成了消极影响，其中英国在 2009 年比上一年的人均国家净收入减少了 2140 美元，美国减少了 1914 美元，德国、意大利和冰岛也减少了1000 多美元。这严重影响了国家对医疗卫生服务相关方面的资金投入和特殊人群的补贴、救助金额，政府投入的减少造成医院等相关机构的经营成本增加，为了正常运转，医院等医疗服务机构只能将成本费用转嫁给患者，导致患者为了获得原来同等的医疗服务要自付更多的费用。而在金融危机的冲击下，人们面临更大的失业可能性和收入减少的情况，为了满足日常的生活需要，人们不得不减少医疗就诊的次数和抑制医疗需求，这就导致人们难以得到适当的医疗服务或者降低了其医疗服务的质量。其次，金融危机冲击了就业市场，大量人口失业，失去收入，变成了低收入人群甚至是无收入人群，客观上需要政府的医疗救助或者减免其医疗服务费用，这无疑进一步加重了政府的财政压力，政府在财政资金紧缺的情况下不得不通过减少已有人群的医疗补贴和救助金额来扩大医疗保障范围，这就造成了人们难以获得必需的医疗服务，从而影响了医疗服务的质量和效果，造成了医疗保障制度效率低下。

表 5.6　医疗保障制度 SFA 效率影响因素的随机效应模型回归结果

解释变量	系数	标准差	t 统计量	概率 p 值
常数项	1.327821	0.108723	12.21284	0.0000
65 岁及以上人口比例	0.083074	0.078735	1.055117	0.2947
失业率	-0.006691	0.070709	-0.094632	0.9249
人均净收入（对数）	-0.031219	0.013640	-2.288813	0.0248
每千人床位数	0.003561	0.000847	4.203978	0.0001
每千人医生数	0.001010	0.003115	0.324169	0.7467
商业医疗参保率	0.013586	0.006119	2.220424	0.0293
人均公共医疗费用（对数）	-0.010210	0.006723	-1.518715	0.1329

解释变量	系数	标准差	t 统计量	概率 p 值
D1	0.020103	0.005456	3.684245	0.0004
R-squared	0.398843			
Adjusted R-squared	0.336385			

说明：R^2=39.88%，调整后的 R^2=33.64%。

单位：美元

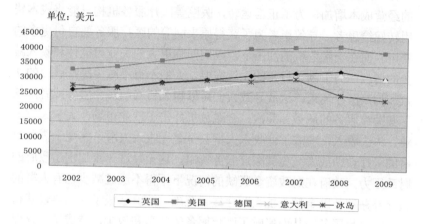

图 5.2　部分 OECD 国家金融危机后的人均国家净收入情况

5.3　经济合作与发展组织（OECD）国家医疗保障制度效率的综合评价

我们在充分考虑了数据的异质性和可得性的基础上，通过使用 DEA 非参数效率测算方法和 SFA 参数型效率测算方法对所选 25 个 OECD 国家的医疗保障制度效率进行计算得出各国的效率值，然后建立面板数据模型对医疗保障制度效率的影响因素进行实证分析，我们能够总结得出以下重要的结论：

第一，OECD 国家医疗保障制度效率值整体都不高。

首先，从 1996 年到 2009 年期间，无论使用 DEA 方法测算还是 SFA 方法测算得出的 OECD 国家的医疗保障制度效率均值都是非有效率的。通过计算 25 个 OECD 国家医疗保障制度效率的年平均值可以得知 DEA 方法测算的效率值范围为[0.86, 0.90]，2000～2002 年期间 DEA 效率值最高达到 0.90，2008～2009 年的 DEA 效率值最低是 0.86，均低于 1，都是非有效的；SFA 方法测算的效率值范围为[0.97, 0.98]，也都低于 1，也是非有效的，如表 5.7 所示。其次，从单个国家的角度考察，在 1996 年到 2009 年期间，DEA 效率值都等于 1 的国家有匈牙利、日本、韩国、葡萄牙、瑞士和瑞典共 6 个国家，意味着它们的医疗保障制度连续 14 年都是有效的，而 SFA 效率值为 1 的国家只有日本一个国家。无论是 DEA 方法和 SFA 方法测算的结果都表明 1996 年到 2009 年期间医疗保障制度效率有效的国家较少，绝大多数国家的医疗保障制度效率不高，在当前医疗卫生费用日益上涨的重重压力和近年来经济形势不景气的宏观经济背景下，各国都有必要积极地采取措施提高自身医疗资源的效率，改善各自国家的医疗保障制度的效率。

表 5.7   1996～2009 年 OECD 国家的 DEA 效率值与 SFA 效率均值

	1996	2000	2001	2002	2003	2004	2005	2006	2007	2008	2009
DEA 效率均值	0.87	0.90	0.90	0.90	0.89	0.89	0.89	0.89	0.87	0.86	0.86
SFA 效率均值	0.97	0.98	0.98	0.97	0.97	0.98	0.98	0.98	0.98	0.98	0.98

第二，DEA 和 SFA 效率两种测算方法得出的结果差异较大。

根据在第 4 章和第 5 章采用 DEA 和 SFA 两种不同的效率方法计算的结果表明 SFA 参数方法测算的效率值要高于 DEA 非参数方法测算的效率结果值，而且它们的变化趋势也呈现出明显不同的趋势。在 1996 年到 2009 年期间决策单元的 DEA 效率均值的变化幅度更大一些，经历了提高—下降—提高—稳定—下降—稳定—下降 7 个阶段。具体而言，从 1996 年到 1997 年期间 DEA 效率值从 0.87 提高到 0.88，从 1998 年到 2000 年期间 DEA 效率值从 0.87 提升至 0.90，从 2000 年到 2002 年期间效率值没有发生变化，之后从 2003 年开始效率值有所下降，截至 2006 年效率值都是 0.89，从 2007 年开始到 2009 年效率值又有所降低。相比于 DEA 效率均值不断变化的态势而言，决策单元的 SFA 效率均值从 1996 年到 2009 年期间的变化幅度较小，除了在 1996 年到 1997 年 SFA 效率均值从 0.97 提高到 0.98，在 2001 年到 2003 年期间 SFA 效率均值从 0.98 下降到 0.97 之外，其余年份 SFA 效率均值都是 0.98，没有任何变化，如图 5.3 所示。可见单独使用 DEA 或者 SFA 效率测算结果来评价决策单元的效率高低或者进行效率排名都难免出现偏差，为了相对客观综合的评价决策单元的效率水平，我们要使用不同的方法来进行研究比较。关于上述两种方法测算相同决策单元在相同时间的效率出现了不同的结果，这可能是由于 DEA 方法和 SFA 方法原理不同，两者各有利弊，孰更优孰更劣学术界尚没有定论。

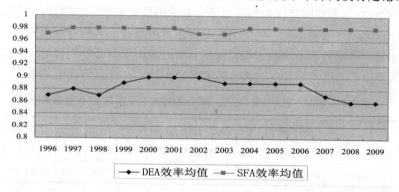

图 5.3　1996～2009 年 25 个 OECD 国家 DEA 效率和 SFA 效率变化趋势图

第三，不能主要依靠市场来提高医疗保障制度的效率。

通过上一章 DEA 非参数法和本章 SFA 参数法研究的结果表明，美国医疗保障制度的 DEA 效率均值和 SFA 效率均值分别是 0.7 和 0.93，排名非常靠后，分别是倒数第四位和倒数第一位，意味着美国的医疗保障制度效率确实不高。众所周知，美国的医疗服务市场为市场主导型，政府只为老年人和贫穷人口提供了医疗保障，其他人群都要通过购买商业医疗保险获得医疗保障，是典型的市场机制占主导的医疗保障制度模式。与美国医疗保障制度效率形成鲜明对比的是，从

1997 年到 2009 年美国的人均医疗费用是 OECD 国家中排名最高的，早在 2000 年美国人均医疗费用就达到了 4000 多美元/人，之后一路上涨，2006 年达到了 7000 美元/人，2009 年达到了 7960 美元/人，比 DEA 效率有效的国家如匈牙利、韩国、葡萄牙、瑞士和瑞典的人均医疗费用都要高出很多，当然也包括 SFA 效率有效的日本。我们将美国和英国作比较，英国的医疗保障制度是国家主导型，英国的人均医疗费用比美国低很多，从 1996 年到 2009 年，英国的人均医疗费用最高是 2007 年的 3880.82 美元/人，2009 年降低到 3439.75 美元/人，比美国少 4520 美元/人，如图 5.4 所示，其医疗保障制度的 DEA 效率值和 SFA 效率值都比美国要高，美国市场主导型的医疗保障制度效率远不如以英国为代表的政府主导型医疗保障制度的效率，加上美国市场主导型医疗保障制度的花费更多，却没有实现医疗资源的合理使用，可以肯定一点，美国医疗卫生服务中肯定存在着浪费或闲置等问题，这在一定程度上说明医疗服务市场失灵问题的客观存在性，依靠市场不能解决医疗服务中的效率问题。况且，医疗保障制度作为一种社会历史发展的产物，是公共选择的结果，是社会经济发展到一定阶段的产物，并随着经济的发展而不断发展变化，完善的医疗保障制度作为现代化社会的一个重要标志，在社会经济运行中起着"减震器"和"安全网"的作用。不同于其他经济发达国家，美国的市场主导型医疗保障制度虽然在不断发展和改革，但至今仍有 16%的人口没有任何医疗保障，政府主办的医疗照顾制度和医疗救济制度以资助老年人和贫困低收入家庭为主，而且这两项制度覆盖的人群较少，保障范围也有诸多限制。在这种情况下，很多不符合医疗照顾制度和医疗救济制度要求的低收入群体由于无能力购买商业保险和支付高额的医疗费用而没有任何医疗保障。尽管美国医疗费用支出很高，但是其医疗效果并不理想，其国民健康水平并没有因为高昂的支出而提高，2009 年美国人口的预期寿命是 78 岁，在我们所选的 25 个 OECD 国家中排名第 22 位。市场主导型的医疗保障制度是通过市场机制即价格来调节资源的，市场对医疗服务的供应、需求和价格变动都是事后调节，不能及时地解决医疗保障制度中存在的问题，况且以利益驱动的市场机制作为医疗服务的主要供应者，无可避免地会发生道德风险和诱导性医疗消费需求，此外市场调节医疗服务市场本身要消耗大量的资金，这也造成了极大的浪费和损失。因此，在医疗服务中不能主要依靠市场机制提高医疗保障制度的效率。

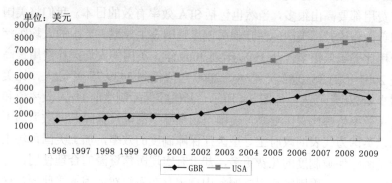

图 5.4　1996～2009 年英国和美国的人均医疗费用比较

第四，SFA 效率值与 DEA 效率相比更能够反映出各国的健康水平。

2000 年《世界卫生报告》指出"一个国家卫生系统运行的最终责任在政府。谨慎地和尽职地管理人口的健康事务——管家职能——是一个绩效良好的政府最本质的东西。人民的健康始终是国家的一个重点，政府对此负有连续的和长久的职责"。因此，各国政府建立医疗保障制度的最终目的就是为了提高国民的健康水平，测算医疗保障制度的效率也是为了研究医疗保障制度的安排、运行是否有利于健康水平的提高。我们发现，DEA 方法测算的效率值最高的匈牙利在 2009 年预期寿命是 73.9 岁，在所选择的国家里排名最后，这说明 DEA 效率高表示其医疗保障制度的经济效率较高，并不意味着其健康水平也相应地比其他国家要高。SFA 效率值较高的国家如澳大利亚、法国、意大利、日本，它们的预期寿命也非常高，尤其是日本预期寿命最高，2009 年达到 83 岁，其 SFA 效率值也是连续 14 年都有效（每年 SFA 效率值都是 1）；而 SFA 效率较低的匈牙利、美国、斯洛伐克共和国等国家的预期寿命也较低,其中 2009 年斯洛伐克共和国的预期寿命是 75 岁,按预期寿命为标准的健康水平排名为第 24 位,如表 5.8 所示。由此,我们可以粗略地得到结论,SFA 效率值比 DEA 效率值更能够反映所考察国家的健康水平。

表 5.8　1996~2009 年 25 个 OECD 国家的预期寿命

国家	1996	2000	2005	2006	2007	2008	2009
澳大利亚	78.08	79.23	80.84	81.04	81.29	81.40	81.54
奥地利	76.98	78.03	79.33	79.83	79.98	80.23	80.08
比利时	76.92	78.17	79.33	79.78	79.53	79.48	79.74
加拿大	78.23	79.24	80.29	80.64	80.80	80.96	80.66
捷克	73.71	74.97	75.92	76.52	76.72	76.98	77.08
丹麦	75.59	76.59	77.84	78.10	78.20	78.45	78.60
芬兰	76.69	77.47	78.82	79.21	79.26	79.57	79.72
法国	77.95	78.96	80.11	80.51	80.81	80.87	81.07
德国	76.67	77.93	78.93	79.13	79.53	79.74	79.84
希腊	77.69	77.89	79.24	79.44	79.44	79.94	80.19
匈牙利	70.33	71.25	72.65	73.10	73.15	73.70	73.90
冰岛	78.75	79.66	81.10	81.16	81.11	81.26	81.46
爱尔兰	75.79	76.54	78.48	78.76	79.04	79.14	80.04
意大利	78.33	79.43	80.58	81.13	81.29	81.39	81.39
日本	80.20	81.08	81.93	82.32	82.51	82.59	82.93
韩国	73.82	75.86	78.43	78.97	79.35	79.83	80.30
荷兰	77.44	77.99	79.35	79.70	80.10	80.25	80.55
新西兰	76.79	78.64	79.85	80.05	80.15	80.35	80.70
挪威	78.15	78.63	80.04	80.34	80.40	80.59	80.80
葡萄牙	75.26	76.31	78.07	78.42	78.32	78.52	78.73
斯洛伐克	72.65	73.05	73.90	74.20	74.21	74.70	74.91
瑞典	78.96	79.64	80.55	80.75	80.90	81.10	81.35
瑞士	78.90	79.68	81.24	81.49	81.74	81.99	82.04
英国	77.09	77.74	79.05	79.25	79.45	79.60	80.05
美国	76.00	76.64	77.34	77.59	77.84	77.94	78.09

数据来源:OECD 数据库。

第五，没有任何一种医疗保障制度是始终有效的。

通过上述研究不难发现，脱离了具体的国家大环境之外，没有哪种医疗保障制度模式的效率是有效的、可以全盘照搬的。无论是采用DEA 效率方法还是 SFA 效率方法测算的结果都表明，不管是以美国为代表的市场主导型医疗保障制度模式、英国和瑞典为代表的国家主导型医疗保障制度模式、德国和日本为代表的法定医疗保障制度模式，还是以澳大利亚和加拿大为代表的区域性管理的全民公共医疗保障制度模式，它们的经济效率不全都在生产前沿面上，这就意味着这 4 种医疗保障制度在不同国家存在着不同的问题。例如，美国医疗费用最高但医疗保障覆盖面较窄，健康水平也不高，并没有实现资源的合理有效配置，没有达到预期的医疗服务效果。英国实施政府主导型医疗保障制度，实现了全民医疗保障覆盖，但是其运行、管理和经费实行国家计划管理，医生的薪资与付出没有直接关系，只能领取固定工资，缺乏激励机制，患者要到大医院看病治疗需要逐级转诊等待时间太长严重损害了医疗保障制度的效率，使得人们对政府提供的医疗保障项目产生了不满，为了获得方便快捷的医疗卫生服务，民众只能转而购买商业医疗保险产品，这在一定程度上造成了医疗费用的上涨，同时政府投入的大量医疗保障项目资金进行改革也没有得到较好的效果，使得英国政府财政负担压力较大，如图 5.5 所示。德国医疗保障制度同样面临两大困境：首先是支出上涨过快，筹资收入难以满足医疗费用快速增长的情况，从 20 世纪 90 年代中期至今，德国的医疗总费用占 GDP 的比例都高于 10%[1]，医疗总费用的增长速度远高于同期 GDP的增长速度；其次，德国是欧洲老龄化程度形势较严峻的国家之一，65 岁以上老年人口的比例从 1996 年的 15.52%上升到 2009 年的20.18%[2]，使得德国慢性病患者和失能人口比例不断上升，医疗支出增加，同时导致德国人口赡养比例恶化，造成医疗支出增加的同时缴费人数减少，对医疗保障制度构成了极大的挑战。类似于德国、澳大

---

① OECD Health Data, 2011.
② 数据来源于 the World Bank 的数据库。

利亚也面临医疗费用持续增长的问题，另外澳大利亚对医疗保障制度实施区域管理机制，导致各州之间要根据联邦政府的医疗总规划和总政策制订本州的医疗保障计划，所涉及的管理组织、经费报销范围等都需要进行协调，所以人们获得的医疗服务缺乏连续性和一致性。

单位：%

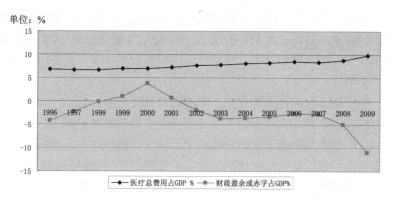

图 5.5　1996～2009 年英国医疗总费用状况和财政状况

第六，商业医疗保险能够促进医疗保障制度效率的提高和改善。

通过建立面板数据模型进行实证分析考察 25 个 OECD 国家医疗保障制度 DEA 效率和 SFA 效率的影响因素得出的回归结果表明，商业医疗保险参保率对 DEA 效率的回归系数是 0.12，p 值是 0.0037，小于 0.05；对 SFA 效率的回归系数是 0.014，p 值是 0.0293，也小于 0.05，这说明商业医疗保险参保率无论是对 DEA 效率还是对 SFA 效率都有一定的促进作用。商业医疗保险作为市场配置医疗保障产品的方式，能够对基本医疗保障起到补充作用，发挥自身及时捕捉市场需求信息、开发产品、控制成本、专业的风险管理技术和精算技术及管理模式等方面的诸多优势来满足各类客户的不同医疗需求，同时能够加强医疗保障服务供给者之间的相互竞争，促使改善医疗保障制度管理机制，控制并节约成本，努力提高服务质量，最终促进整个医疗保障制度提高效率，保障人们获得健康的权利。

5.4 本章小结

本章采用两阶段研究方法研究OECD国家医疗保障制度的效率及其影响因素。首先，运用参数法之一的SFA度量了所选25个OECD国家医疗保障制度的效率。然后，运用面板数据计量分析方法实证分析了影响效率值高低的因素。

关于医疗保障制度的效率方面的研究结果表明：第一，医疗保险制度模式的选择与其效率值大小之间没有必然的联系。第二，医疗保障制度的效率与所选国家的经济水平之间没有必然关系。这两个研究结果与上一章的研究结果相同。第三，相同国家的SFA效率与DEA效率值之间差异较大，这说明不同研究方法对效率结果影响较大，因此不能仅使用某一种效率分析方法就得出医疗保障制度效率孰高孰低的结论。

关于医疗保障制度效率影响因素的研究结果表明：第一，人均净收入对改善SFA效率具有显著负影响，这与上一章的结论完全相反。第二，商业医疗参保率对SFA效率提高具有积极作用，这与上一章的结论是吻合的。

因此，综合第4章和第5章的研究结果可以得出，医疗保障制度效率的提高和改善客观上需要商业保险公司的积极参与，政府可以通过税收优惠等诸多政策鼓励人们参保商业医疗保险。

第6章　国际经验对改善我国医疗保障制度效率的启示

　　医疗卫生系统为人们提供所有促进、恢复和维护健康为基本目标的活动。随着全球经济和人类文明的发展，很多国家建立了医疗保障制度来更好地为国民提供基本的、可持续的、长久的医疗卫生服务，其为改善人类的健康状况做出了很大的贡献，作用也日益重要。但是我们在前面第4章和第5章的研究以及医疗卫生服务的现状表明，医疗保障制度能够发挥的潜能与其实际发挥的成效之间仍然有很大的差距，相同的医疗保障制度在类似经济能力和资源的不同国家中实施的效率相差较大。尤其是目前世界性的焦点难点问题之一就是医疗费用快速上涨压力和医疗资源闲置、浪费及人们"看病贵，看病难"问题并存。我们从效率角度对所选25个OECD国家医疗保障制度进行了研究，并对影响其效率的因素进行实证分析，试图为解决这一难题提供一些参考，另外我们研究的目的是为了通过定性分析和定量分析得出有关医疗保障制度的一些规律性结果，试图为我国医疗保障制度效率改善和医疗卫生体制改革提供些许有益参考。

6.1　我国医疗保障制度的发展状况

6.1.1　我国医疗保障制度的历史及现状

　　目前我国的医疗保障制度包括城镇职工基本医疗保险、城镇居民基本医疗保险、新型农村合作医疗保险三大基本医疗保险制度，同时还包括专门针对城乡贫困人群的医疗救助，此外还有商业补充医疗保险。其中城镇职工和城镇居民基本医疗保险统一由我国劳动与社会保障部下设的医疗保险司进行组织管理，基金收入和支出管理统一由社会保障基金财政专户管理，参保人可到规定的定点医疗机构和药店获得医疗卫生服务；新型农村合作医疗保险由卫生部综合管理其政策规划、组织管理和审核基金收入支出情况；医疗救助主要是由我国民政部通过拨款专门为城乡困难人群补助其自付医疗费用部分；商业医疗保险是目前我国的主要补充医疗保险形式，企业或者居民根据医疗需求自主选择、自愿购买、自愿参保商业医疗保险。

6.1.1.1　我国基本医疗保障制度的发展历史及现状

随着我国经济整体水平的提高、居民收入增多，我国基本医疗保障制度经历了三个不同的发展阶段。

第一阶段是新中国成立初期到 1994 年期间的公费医疗制度和劳动保险制度阶段。

1949 年新中国成立之前，我国人民群众的健康状况很差，人均寿命仅为 35 岁左右，造成这种情况的原因主要是两方面：第一是天花、霍乱、血吸虫病和肺炎等各种急性、慢性传染病、寄生虫病威胁着人们的身体健康和生命安全。第二是由于当时我国的医疗卫生资源匮乏。1949 年我国拥有各类卫生技术人员共 50.5 万人，而且绝大多数卫生专业人员都在大城市工作，全国的医疗卫生机构总共拥有 8.5 万张床位，包括医院在内的医疗卫生机构只有 3670 所，人口数占全国 85% 的农村地区只有 2 万多张床位，如表 6.1 和表 6.2 所示。

1949 年 10 月 1 日新中国成立之后，党和国家高度重视人民的生命和财产安全。根据当时全国医疗卫生现实状况，1950 年第一次全国卫生工作会议确定了"面向工农兵，预防为主，团结中西医"的发展方针，并决定将集中力量预防严重危害人民健康的流行性疾病和严重威胁母婴生命安全的疾病，同时大力整顿卫生工作队伍，并在全国范围内开始重视医疗卫生教育、宣传、医药产品的生产工作。1952 年我国开展了爱国卫生运动。1953 年我国开始执行国家建设的第一个五年计划,截至年末,全国的医疗卫生机构由建国初的3670所增加到52040所,医疗卫生人员由54.1万人增加到94.3万人,其中卫生技术人员数量增加了27.80万人,医疗卫生机构的床位数从8.5万张增加到27.3万张,增长了2倍多。

表 6.1 1949～1965 年我国医疗卫生机构发展状况（单位：千个）

年份	医疗卫生机构数	门诊部(所)数	疾病预防控制中心数	专科疾病防治院(所/站)数	妇幼保健院（所/站）数
1949	3.67	0.77	-	0.01	0.01
1951	16.18	8.93	0.07	0.09	1.19
1953	52.04	38.99	0.31	0.26	4.05
1955	67.73	51.60	0.32	0.29	3.94
1957	122.95	102.26	1.63	0.63	4.60
1959	231.96	186.04	1.69	0.67	3.56
1961	269.20	217.57	2.13	0.74	2.91
1963	215.49	170.72	2.38	0.69	2.86
1965	224.27	170.43	2.50	0.82	2.91

数据来源：国家统计局卫生统计数据。

表 6.2 1949～1965 年我国医疗卫生资源发展情况（单位：万人，万张）

年份	卫生人员数	卫生技术人员数	执业（助理）医师数	注册护士数	医疗卫生机构床位
1949	54.10	50.50	36.30	3.30	8.50
1951	68.50	60.60	39.70	4.60	15.90
1953	94.30	77.80	44.90	7.90	27.30
1955	105.30	87.40	50.00	10.70	36.30
1957	125.40	103.90	54.70	12.80	46.20
1959	163.80	139.00	59.40	16.00	81.00
1961	178.40	149.20	65.20	19.00	91.60
1963	173.00	145.30	72.10	21.30	93.40
1965	187.20	153.20	76.30	23.50	103.30

数据来源：国家统计局卫生统计数据。

20 世纪 60 年代初期天花在我国被消灭，比全世界早 10 多年，另外有效控制了霍乱、血吸虫病、疟疾、黑热病、丝虫病、麻风病、结核病等的发病率和致死率。我国发布的《1956 年到 1967 年全国农业发展纲要（修正草案）》第二十七、二十八和二十九条分别对"除四害"、消灭危害人民最严重的疾病（血吸虫病、天花、鼠疫、疟疾、黑热病等）、保护妇女儿童（提出应当为农村训练助产员，积极推广新法接生，降低产妇的染病率和婴儿死亡率）提出了明确要求。此外，我国基本建立了城乡医疗体系。到 1958 年，农村的私人诊所大部分转化为公社卫生院，另外还建立了农业社保健站等农村基层卫生医疗机构，大部分公社都拥有自己的卫生院，到 1965 年全国的各类门诊部已经超过 17 万个，妇幼保健站从 11 个发展到 2911 个，疾病预防控制中心从 0 发展到 2500 个。

我国的医疗卫生教育事业取得了较大发展。我国分别在 1955 年和 1956 年先后成立了中医研究院和中国医学科学院，中高等医科学校逐渐开办，到 1965 年我国共有各类中高等医学院（校）329 所，毕业生将近 50000 人。此外，我国在 1955～1960 年第一个五年计划期间对原有旧药厂进行更新改造，新建药品生产车间，大力生产医疗器械，保证各级各类医院的医疗需要。医疗卫生工作的大力发展为我国实施劳保制度、公费医疗制度和农村合作医疗制度奠定了基础。

作为全国的重工业基地，东北地区对企业职工实行的劳动保险制度取得了较好的效果。1949 年新中国成立之后面临的当务之急是恢复生产。但是企业职工中的生、老、病、死、残等问题亟待解决，通过调查、论证和商讨，1949 年第一届中国人民政治协商会议通过的《中国人民政治协商会议共同纲领》第 23 条规定企业要逐步实行劳动保险制度。1952 年 2 月正式对外公布了《中华人民共和国劳动保险条例》（以下简称《劳动保险条例》），规定我国的全民所有制企业要为企业职工建立劳动保险制度，其保障范围主要包括疾病、伤残、生育、养老和死亡等项目，并规定全部保险费用由企业负担（企业缴纳的保险费占总工资的 3%，其中 30%需上交给上级工会，70%由企业工会自行管理），职工个人不缴费。企业工会的劳动保险余额要交给上级工会建立劳动保险"调剂金"。另外，还规定城镇集体企业参照此条例执行，上述企业职工的直系亲属按规定享受部分项目一半的待遇。

同年，当时的政务院（1949～1954年使用该名称，之后更名为国务院）发布了《中央人民政府政务院关于全国各级人民政府、党派、团体及所属事业单位的国家工作人员实行公费医疗预防的指示》，规定全国实施国家干部公费医疗制度，其保障的项目包括规定疾病的预防和治疗、妇女生育等，保障对象主要是各级政府机关、党派、人民团体及文化、教育、科研卫生等事业单位的工作人员、乡二等乙级以上革命残废军人及高等学校在校学生，并规定各级财政通过预算安排公费医疗经费，实施人均定额支付制，只要到指定医院就诊、门诊、住院费用、药费等都无须患者支付，均由公费医疗经费支付。

1953年，中共中央、政务院修订了《劳动保险条例》，其实质是扩大了劳动保险的实施范围，在原有全民所有制企业的基础上增加了集体、公私合营和私营企业等参保企业。到1965年94%的各类企业职工都享受了劳保医疗服务，自此我国的劳保医疗制度和公费医疗制度基本上建立起来了。在实施的过程中，劳保医疗制度和公费医疗制度出现了管理不善、项目混乱等问题造成的浪费、分配不公平等问题。为此，1958年和1965年先后进行了调整，要求职工、国家机关工作人员等参保人自行支付部分挂号费、药品费和营养费，但是这一比例较低，几乎可以忽略不计。

1966～1976年"文化大革命"期间，劳保医疗制度和公费医疗制度受到了严重破坏，几近瘫痪。中华全国总工会和卫生部都被迫停止工作，医疗管理工作陷入混乱，给我国的医疗卫生制度的发展造成了消极影响。

改革开放之后，我国针对医疗费用增长过快和浪费严重等问题，分别从增加职工自付费比例、控制医疗费用、定点医院审批等方面进行了相应改革。1994年政府先后在江苏省镇江市和江西省九江市进行了城镇职工医疗保险改革试点，建立社会统筹账户和个人账户相结合的社会医疗保险制度，医疗费用由国家、单位和个人三方共同负担。1996年经国务院批准，在总结"两江"试点经验的基础上，陆续在全国选定的 50 多个城市进一步扩大医疗保险制度改革试点。

从新中国成立初期到 1994 年,在城镇地区,我国针对国家、事业单位的在职人员和离退休干部、大学生等人实施各级政府财政拨款的公费医疗制度,其实质是免费医疗保障制度,个人无须自付医疗费用;针对全民所有的各类企业和部门的职工及其家属实行劳动医疗保障制度,具体执行是对企业职工给予免费医疗,职工家属给予半免费医疗。当时的公费、劳动医疗保障制度对调动各级干部和职工的工作和生产积极性,稳定社会,建设社会主义事业发挥了重要的作用,是与当时的计划经济体制相适应的医疗保障制度,劳保医疗保障制度的保障人口达到 2 亿多人,公费医疗保障制度的保障人口约 5000 多万。在农村地区,建立了以人民公社为基础的社员群众自愿互助和集体筹资的农村合作医疗制度,覆盖了 90% 的行政村。[①]

公费、劳保医疗保障制度在运行过程中日益凸显出很多问题,例如国家和企业承担着全部或者绝大部分医疗费用,医疗费用不断增长造成各级政府财政压力大,企业经营成本居高不下;由于几乎不需自付医疗费用,全额报销使得个人没有成本节约意识,造成"小病大医,小病大治"等严重浪费现象,医疗费用上涨较快;企业劳保医疗缺乏稳定的筹资来源,企业之间负担不均,职工医保待遇差异较大;医疗保障范围较小,将占人口多数的农村人口、城镇非全民所有制企业就业人口及老弱病残等人口排除在外,造成这种医疗保障制度的社会服务化程度较低。而农村合作医疗保障制度在我国经济向市场经济转轨的过程中,随着人民公社的解体消失,由于管理和监督不到位也都逐渐被瓦解了。

从 20 世纪 80 年代,很多城市和地区对企业职工的劳保医疗保障制度进行改革,改革的总方向是增加个人支付医疗费用比例,具体的方法包括定额费用方法(对超支部分由个人自付)、起付线方法(对起付线以上部分给予一定比例报销)或者将医疗报销费用与个人工作业

---

① 宋晓梧,《建国 60 年我国医疗保障体系的回顾与展望》,《中国卫生政策研究》,2009 年,第 10 期。

绩挂钩等办法，当时的改革奠定了我国医疗保障制度由公费向适度自费转变的基础，培养了个人的医疗费用节约意识，一定程度上减轻了财政和企业的负担。

第二阶段是从 1994 年到 2002 年期间的城镇职工医疗保险制度的建立阶段。

1993 年我国确立了要建立社会统筹和个人账户相结合、单位和职工个人共同承担的城镇职工医疗保险制度的决定。次年，由国务院批准，卫生部、劳动部等有关部门制定具体政策后开始在镇江市和九江市进行社会医疗保险制度的试点工作，随后扩大了试点地区范围。社会医疗保险制度的试点工作为在全国推广这项制度提供了经验。

1998 年国务院颁布了《关于建立城镇职工基本医疗保险制度的决定》，提出在认真总结近年来各地医疗保险制度改革试点经验的基础上，国务院决定，在全国范围内进行城镇职工医疗保险制度改革。为了适应社会主义市场经济体制，根据国家财政、企业和个人的负担能力，建立保障职工基本医疗需求的社会医疗保险制度。确立了建立城镇职工基本医疗保险制度的原则是基本医疗保险的水平要与社会主义初级阶段生产力发展水平相适应；城镇所有用人单位及其职工都要参加基本医疗保险，实行属地管理；基本医疗保险费由用人单位和职工双方共同负担；基本医疗保险基金实行社会统筹和个人账户相结合。自此，我国开始在全国范围内建立覆盖全体城镇职工、社会统筹和个人账户相结合的城镇职工医疗保险制度。

城镇职工基本医疗保险的保障对象包括城镇所有用人单位，即包括企业（国有企业、集体企业、外商投资企业、私营企业等）、机关、事业单位、社会团体、民办非企业单位及其职工，都要参加基本医疗保险。乡镇企业及其职工、城镇个体经济组织业主及其从业人员是否参加基本医疗保险，由各省、自治区、直辖市人民政府决定。城镇职工基本医疗保险原则上以地级以上行政区（包括地、市、州、盟）为统筹单位，也可以县（市）为统筹单位，北京、天津、上海 3 个直辖市原则上在全市范围内实行统筹（以下简称统筹地区）。所有用人单位及其职工都要按照属地管理原则参加所在统筹地区的基本医疗保险，执行统一政策，实行基本医疗保险基金的统一筹集、使用和管理。铁路、电力、远洋运输等跨地区、生产流动性较大的企业及其职工，可以相对集中的方式异地参加统筹地区的基本医疗保险。

城镇职工基本医疗保险基金收入来自企业和职工个人，企业缴费率占职工工资总额的6%，职工缴费率是本人工资收入的2%。随着经济发展，用人单位和职工缴费率可作相应调整。关于基金的管理和支付，规定要建立城镇职工基本医疗保险统筹基金和个人帐户，职工个人缴纳的基本医疗保险费全部入账到个人帐户，企业缴纳的基本医疗保险费分为用于建立统筹基金和用于个人支付两部分，其中划入个人账户的比例一般为企业缴费的30%左右，具体比例由统筹地区根据个人账户的支付范围和职工年龄等因素确定。另外还规定要划定统筹基金和个人账户各自的支付范围，分别核算，两者不能互相挤占。同时还要确定统筹基金的起付标准和最高支付限额，起付标准原则上控制在当地职工年平均工资的10%左右，最高支付限额原则上控制在当地职工年平均工资的4倍左右。起付标准以下的医疗费用，从个人账户中支付或由个人自付。起付标准以上、最高支付限额以下的医疗费用，主要从统筹基金中支付，个人也要负担一定比例。超过最高支付限额的医疗费用，可以通过商业医疗保险等途径解决。统筹基金的具体起付标准、最高支付限额以及在起付标准以上和最高支付限额以下医疗费用的个人负担比例，由统筹地区根据以收定支、收支平衡的原则确定。

城镇职工基本医疗保险制度在发展的过程中面临的突出问题是受医疗专业技术知识的限制，患者和企业无法控制医疗基金的支出，而是受医疗服务机构和医务工作者的诊疗和建议进行治疗和购买药品，医院为了积累自身发展资金、维持正常运转和职工的工资福利待遇，在医疗服务价格受管制的条件下不得不通过药品出售来增加医院利润，加上其他原因造成了"以药养医"等问题。2000年为了更好地完善城镇职工医疗保险制度，促进医疗机构和医疗服务市场的健康发展，为职工提供更优质、更方便的医疗服务，我国相继推动医疗卫生体制改革。

2000 年我国发布了《城镇职工基本医疗保险业务管理规定》、2002年发布了《财政部、劳动保障部关于企业补充医疗保险有关问题的通知》和《关于加强城镇职工基本医疗保险个人账户管理的通知》、2003年发布了《关于进一步做好扩大城镇职工基本医疗保险覆盖范围工作的通知》和《关于完善城镇职工基本医疗保险定点医疗机构协议管理的通知》、2004 年公布了《国家基本医疗保险和工伤保险药品目录》等，通过相关的配套制度改革，城镇职工基本医疗保险制度在此阶段得到了较好的发展。数据显示，2000 年、2001 年和 2002 年城镇职工医疗保险的覆盖面不断扩大，在其 349 个以上的统筹经办和发展的地区中，分别有 284 个、339 个、349 个以上地区基本都实施了城镇职工医疗保险制度，参保的人数分别达到 3787 万人、7630 万人、9400 万人，基金收入分别为 170 亿元、384 亿元、607.8 亿元，基金支出额分别是 124 亿元、244 亿元、409.4 亿元。到各年年底，基金滚存结余数额分别是 109.8 亿元、253 亿元、450.7 亿元[①]，如表 6.3 和表 6.4 所示。

表 6.3　1998～2013 年我国城镇职工基本医疗保险发展状况（单位：万人）

年份	城镇职工基本医疗参保人数	职工人数	退休人员人数	城镇就业人员数	城镇职工基本医疗保险覆盖率
1998	1878.7	1509.7	369	21616	8.69%
1999	2065.3	1509.4	555.9	22412	9.22%
2000	3786.9	2862.8	924.2	23151	16.36%
2001	7285.9	5470.7	1815.2	23940	30.43%
2002	9401.2	6925.8	2475.4	24780	37.94%
2003	10901.7	7974.9	2926.8	25639	42.52%
2004	12403.6	9044.4	3359.2	26476	46.85%
2005	13782.9	10021.7	3761.2	27331	50.43%

① 数据来源于中华人民共和国人力资源和社会保障部公布的 2000～2002 年度《劳动和社会保障事业发展统计公报》，其中参保人数是指实际缴费人数。

年份	城镇职工基本医疗参保人数	职工人数	退休人员人数	城镇就业人员数	城镇职工基本医疗保险覆盖率
2006	15731.8	11580.3	4151.5	28310	55.57%
2007	18020.3	13420.3	4600	29350	61.40%
2008	19995.6	14987.7	5007.9	30210	66.19%
2009	21937.4	16410.5	5526.9	31120	70.49%
2010	23734.7	17791	5944	32288	73.51%
2011	25227.1	18948	6279	35914	70.24%
2012	26485.6	19861	6624	37102	71.39%
2013	27443.1	20501	6942	38240	71.76%

数据来源：1999～2014 年《中国统计年鉴》、1998～2007 年《劳动和社会保障事业发展统计公报》和 2008～2013 年《人力资源和社会保障事业发展统计公报》的数据整理所得。其中参保人数是指登记参保人数。

　　截至 2013 年，城镇职工医疗保险共有 27443 万人参保，其中在职职工人数是 20501 万人，退休人员为 6942 万人，覆盖率达到 71.76%，比上年数据都有所增长，相比于 1998 年，参保人数增加了 25564.4 万人，增长了 13 倍之多，覆盖率从开办之初不足 9%，扩大到 71.76%。近年来，城镇职工基本医疗保险制度运行平稳，参保人数逐年增加，覆盖率保持在 70%左右。城镇职工基本医疗保险基金运行方面，基本医疗保险基金收入保持稳步增长态势，2013 年共实现收入 8238.3 亿元，当年基金支出共 6801 亿元，累计结余高达 4804 亿元，分别比上年增加了 1309.6 亿元、1257.4 亿元和 617 亿元，与 1998 年相比则分别增加了 8187.7 亿元、6747.7 亿元和 4784 亿元，分别增长了 135 倍、127 倍和 239.2 倍。

表 6.4　1998～2013 年我国城镇职工医疗保险基金收支状况（单位：亿元）

年份	基金收入	基金支出	基金累计结余
1998	60.6	53.3	20
1999	89.9	69.1	57.6
2000	170.0	124.5	109.8
2001	383.6	244.1	253.0
2002	607.8	409.4	450.7
2003	890.0	653.9	670.6
2004	1140.5	862.2	957.9
2005	1405.3	1078.7	1278.1
2006	1747.1	1276.7	1752.4
2007	2214	1552	2441
2008	2886	2020	3304
2009	3420	2630	2661
2010	3955	3272	3007
2011	4945	4018	3518
2012	6938.7	5543.6	4187
2013	8248.3	6801.0	4804

数据来源：2014 年《中国统计年鉴》、2007 年《劳动和社会保障事业发展统计公报》和 2008～2013 年《人力资源和社会保障事业发展统计公报》，其中 2007 年之后数据根据统计公报计算所得。

　　我国当前实行的城镇职工基本医疗保险是根据 1998 年国务院发布的《关于建立城镇职工基本医疗保险制度的决定》建立起来的，其作为我国医疗保险体系的重要组成部分，是我国历经多年改革探索，在总结了各地医疗保险改革试点经验的基础上，决定放弃劳保医疗和公费医疗，即国家医疗保险模式，采用社会医疗保障制度，同时增加了个人账户，最终实施具有中国特色的社会统筹和个人账户相结合的基本医疗保险模式。

自 1999 年制度正式实施以来，制度覆盖面不断扩大，取得了良好的社会效应。为保障城镇职工身体健康和促进社会和谐稳定起到了十分重要的作用。该制度的特点总结如下：第一，实施广覆盖、基本保障原则。广覆盖的含义是城镇所有的用人单位及其职工和退休人员都必须参加基本医疗保险。基本保障则是指参保人因病能享受到的医疗服务受限于基本水平范围之内，超出基本医疗范围的服务，只能由患者自付费。第二，实施费用三方共担办法。城镇职工医疗保险基金的收入是遵循互助和自助相结合原则，主要来自企业和职工个人缴纳的医疗保险费，强制其缴纳构成医疗保险基金，进行专户管理，政府通过允许企业税前列支给予缴费单位和个人一定的税收优惠。第三，实施财政专户专款专用管理，统账结合。目前为了保证基本医疗保险基金的安全，将其纳入社会保障财政专户专款专用，实行收支两条线管理，将城镇职工医疗保险基金明确划分为统筹基金账户和个人账户，统筹基金账户主要是用于支付大额和住院费用，由医疗保险经办机构统筹调剂，根据规定医疗费用比例支付，个人账户用于支付小额及门诊医疗费用。

这种制度的安排是为了适应市场经济的发展，兼顾了公平和效率，强调个人的医疗保险责任，有助于缓解过去公费医疗和劳保医疗制度实施过程中发生的医疗资源浪费严重和国家、企业经济负担压力大等问题。但是同时我们也要清晰地认识到目前城镇职工医疗保险制度在扩大覆盖面和遏制医疗费用上涨过快等方面还有很长的路要走。

第三阶段是 2003 年至今的新型农村合作医疗制度和城镇居民医疗保险制度的建立和发展阶段。

现行的新农村合作医疗保险制度是相对于原有的农村合作医疗保险制度而言的。我国农村合作医疗制度萌芽产生于新中国成立前的抗战岁月，中国共产党当时就在陕甘宁边区设立了"卫生合作社"。新中国成立后的农村合作医疗制度最早是在 1955 年山西省高平县米山乡出现的，采取以社员出资和合作社补贴结合的形式建立了新中国第一个合作医疗保健站——米山联合保健站，这一做法受到了广大社员的欢迎，取得了较好的效果。当时卫生部决定在全国范围内加以推广。

之后，我国农村合作医疗制度进入蓬勃发展时期。

　　1956年河南正阳县王店乡团结农庄建立了"社办合作医疗制度"，河南登封县、山东商河正店和湖北麻城县等地的人民公社也陆续创办了自己的社办合作医疗机构。1956年第一届全国人民代表大会第三次会议通过的《高级农业生产合作社示范章程》第五十一条规定"合作社对于负责因公负伤或者因公致病的社员要负责医疗，并且酌量给以劳动日作为补助；对于因公死亡的社员的家属要给以抚恤"。1959年召开的全国农村卫生工作会议首次对农村合作医疗给予积极肯定，决定总结、交流并推广其经验，1960年中共中央将其称为集体医疗保健制度，尤其是在1965年毛泽东发了"六二六"指示，号召将医疗卫生工作的重点放到农村去，很快中共中央就批转了卫生部《关于把卫生工作重点放到农村的报告》。此后，广大农村地区的医疗卫生资源获得了较快发展，例如1965年农村拥有床位数307896张，占全国的比例达到了40.2%，1978年农村拥有的床位数是1140191张，这一数据远远超过了城市，占比达到61.4%[①]。即使是在"文化大革命"期间，农村合作医疗仍然在全国遍地开花结果，到1976年全国90%的农村生产大队都实行合作医疗保健制度，实现了"小病不出村，大病不出乡"的目标。

　　这一时期的农村合作医疗制度通常是以生产大队为单位，由生产大队、生产队和社员共同集资办医疗的集体医疗保健制度，为农民提供了最基本的医疗服务，在国家财力不及的客观条件下，充分发挥了集体经济的优势，坚持互助互济原则，确实减轻了农民看病的经济负担，为广大农村人口的身体健康和生命安全提供了制度化保障，尤其是普遍开展了妇幼保健工作，大大降低了产妇和婴儿的发病率和死亡率。另外，还为农村培养了大批包括"赤脚医生"（实际上是半医半农）在内的医疗卫生工作人员，宣传了国家的卫生政策并开展了爱国卫生运动、医疗救治和预防接种的活动，为解决农民看病难和看病贵的问

---

　　① 中国卫生年鉴编辑委员会，《1985年中国卫生统计年鉴》，北京：人民卫生出版社，1986年。

题发挥了积极的作用。

1978年我国实施了改革开放政策，农村改变了过去以生产队为基础的人民公社形式，取而代之的是实施农村家庭联产承包责任制，原有的农村合作医疗失去了生产大队集体经济的经济支持，参保农民的医疗费用由集体支付转变成了由个人和家庭来支付，受限于农村增收难、收入低的现实状况，农村合作医疗面临着缴费少、难以为继的问题。再加上农村合作医疗制度管理不透明等制度缺失，由此导致的玩忽职守、营私舞弊、筹资不力、账目不清以及挪用资金、贪污盗窃等问题日益突出，逐渐失去了农民的信任和参保的积极性，最终导致农村合作医疗组织流于形式或自行解体。

2002年党的十六大确立了全面建设小康社会和构建社会主义和谐社会的奋斗目标，健全和完善社会保障制度被置于经济社会发展更加重要的位置。为了实践以人为本的思想和体现和谐社会，国家开始进一步扩大医疗保障制度的覆盖范围，着手解决城镇灵活就业人员、城镇居民以及广大农村人口的医疗保险问题。

2003年国务院转发卫生部、财政部等部门《关于建立新型农村合作医疗制度意见的通知》，拉开了建立新型农村合作医疗（以下简称新农合）制度的序幕，并在2004年开始进行试点，要求地方各省、直辖市和自治区要先选择县市进行试点，然后再逐步推开，目标是在2010年建立基本覆盖农村人口的新农合制度，提高广大农村人口的健康水平。新农合制度遵循自愿参保，各级地方政府补贴和农民缴费共同筹资，以收定支、收支平衡，先试点后推广的原则。通过两年的试点，2006年卫生部联合民政部、农业部等七部委联合发布《关于加快推进新型农村合作医疗试点工作的通知》，充分肯定了新农合试点取得的成绩和经验，不断扩大试点并在全国范围内推广。

政府在新农合制度建立的过程中起到了非常重要的作用。针对我国农村人口收入不稳定、家庭财政抵御危机能力差等实际情况，从2003年中央财政就对中西部地区市区以外参保新农合的农民给予10元/人/年的补贴，相应的，地方政府也给予参保农民不低于10元/人/年的补贴，到2012年各级政府对参保新农合的农民给予的补贴已经提高到 240 元/人/年。截至 2013 年实施新农合的县（区市）共有 2489 个，参保人数共 8.02 亿人，参保率高达 98.7%，新农合基金收入总额共 2972 亿元，支出 2909.2 亿元，共补偿了 19.42 亿人次，比 2004 年实行试点之初要多 2156 个参保地区，参保人数提高了 9 倍，参合率提高了 23.5%，补偿支出受益人次增加了 18.66 亿人次，如表 6.5 所示。新农合医疗保险制度实施对提高农民的医疗服务可及性和可得性发挥了积极作用。

表 6.5　2004～2011 年我国新农合医疗制度的发展情况

年份	开展新农合县（市、区）（个）	参保人数（亿人）	参合率（%）	当年基金支出（亿元）	补偿支出受益人次（亿人次）
2004	333	0.8	75.20	26.37	0.76
2005	678	1.79	75.66	61.75	1.22
2006	1451	4.1	80.66	155.81	2.72
2007	2451	7.26	86.2	346.63	4.53
2008	2729	8.15	91.53	662.31	5.85
2009	2716	8.33	94.19	922.92	7.59
2010	2678	8.36	96	1187.84	10.87
2011	2637	8.32	97.5	1710.2	13.15
2012	2566	8.05	98.3	2408.0	17.45
2013	2489	8.02	98.7	2909.2	19.42

数据来源：2010 年和 2014 年《中国卫生统计年鉴》。

在全面实施城镇职工基本医疗保险制度和顺利推进新型农村合作医疗试点工作的基础上，国务院在 2007 年发布了《国务院关于开展城镇居民基本医疗保险试点的指导意见》，把非从业城镇居民、学生和儿童纳入基本医疗保险范围，启动了城镇居民医疗保险试点工作，2007 年全国共有 88 个城市开始试点城镇居民医疗保险，当年年底共有 4291 万参保人数，次年进一步扩大试点范围到年底参保人数达到 11826 万人。2009～2011 年《医药卫生体制改革近期重点实施方案》要求 2009 年全面推广城镇居民医疗保险制度，并要求到 2011 年将参保率提高到 90%以上。2007 年中央财政对试点城镇的参保居民给予不低于 40 元/

人/年的补助，其中对低保户和 60 岁以上低收入家庭的居民给予更多的补助，到 2011 年各级政府财政对参保的城镇居民补助提高到 200 元/人/年。城镇居民医疗保险制度是遵循居民自愿参保等原则建立的，因为每个家庭的收入支出、医疗保险需求程度不同，只有尊重居民的自身意愿才能使这项制度得到顺利、持续的开展，以及广大居民的支持。从 2009 年在全国范围内实施城镇居民医疗保险制度后，参保人数逐年增加，2009 年共有 18210 万人参保，比上一年增加了 6384 万人，截至 2013 年城镇居民基本医疗保险的参保人数高达 29629 万人，当年基金收入实现 1187 亿元，支出了 971 亿元，年末累计结存额是 987 亿元，如表 6.6 所示。

表 6.6 我国城镇居民基本医疗保险的发展情况（单位：万人，亿元）

年份	参保人数	基金收入	基金支出	基金累计结余
2007	4291	43	10	36
2008	11826	155	64	128
2009	18210	252	167	221
2010	19528	354	267	306
2011	22116	594	413	497
2012	27156	877	675	760
2013	29629	1187	971	987

数据来源：2008～2014 年《中国劳动统计年鉴》、2007《劳动和社会保障事业发展统计公报》和 2008～2013 年《人力资源和社会保障事业发展统计公报》。

目前我国的城镇职工医疗保险制度、新农合医疗制度和城镇居民医疗保险制度三大基本医疗保险制度的分别覆盖了城镇就业人口和退休人员、城镇非就业人口和农村人口，其在发展和实施过程中坚持广泛性、共济性、强制性与自愿性相结合的原则，充分尊重了参保人就医的自主权和选择权，简化了就医手续，为各类参保人群提供了方便快捷的医疗服务，对保障我国居民的医疗需求和健康权利诉求发挥了积极的作用，我国人均寿命从新中国成立初的不到 40 岁，提高到了 73 岁左右。可见，基本医疗保障制度对全体人民的健康提供了基本的保障，发挥了其应有的作用。近年来，我国在积极发展基本医疗保障制度的基础上，逐渐对大病和重病等造成的大额医疗费用配套实施了相应的大额医疗费补充保险和大额医疗费补充保险金以及企业补充医疗保险，发挥各方力量不遗余力地为提高人民健康和生命安全提供多重保障。

6.1.1.2 我国商业医疗保险的发展状况

尽管基本医疗保险制度已经向覆盖全民的方向快速发展，但是其保障程度和补偿水平仍然有限，2000 年我国全面实施城镇职工基本医疗保险制度，当时的基本医疗总支出是 122 亿元，占卫生总费用的比例不到 3%，之后随着基本医疗保险制度的覆盖面不断扩大以及城镇居民和新农合医疗保险制度的陆续实施，基本医疗保险支出占全国卫生总费用的比重不断提高，截至 2013 年是 10681 亿元，突破了 10000 亿元，但是占卫生总费用的比例仅仅 1/3 左右，如表 6.7 所示，也就是说个人自付费承担的医疗费用支出比例仍然很高，亟待各类补充性质的商业保险提供保障。

表 6.7 2000～2013 年我国商业健康保险发展状况（单位：亿元，%）

年份	卫生总费用	健康险保费收入	健康险保费收入比重	基本医保支出	基本医保支出占比
2000	4586.63	65.48	1.43	125	2.7
2001	5025.93	61.55	1.22	244	4.9
2002	5790.03	122.45	2.11	409	7.1
2003	6584.10	241.92	3.67	654	9.9
2004	7590.29	259.88	3.42	888	11.7
2005	8659.91	312.30	3.61	1141	13.2
2006	9843.34	376.90	3.83	1433	14.6
2007	11573.97	384.17	3.32	1909	16.5
2008	14535.40	585.40	4.03	2746	18.9
2009	17541.92	573.98	3.27	3720	21.2
2010	19980.39	677.46	3.40	4727	23.7
2011	24345.91	691.70	2.84	6141	25.2
2012	28119.00	862.76	3.07	8627	30.7
2013	31668.95	1123.5	3.55	10681	33.7

数据来源：历年《中国卫生统计年鉴》、《中国劳动统计年鉴》和《中国保险年鉴》。

我国商业医疗保险（也被称为商业健康保险）是随着经济社会和医疗保障制度的发展变化而不断发展的。改革开放之前，我国实行与计划经济体制相统一的公费、劳保医疗制度，当时的商业保险也是政策型保险，1949年中国人民保险公司成立开办了商业医疗保险，到1959年我国停办国内保险业务后商业医疗保险随之消失。直到改革开放后保险业复业经营，商业医疗保险才重新开办。在1988年，中国人民保险公司上海分公司正式开办母婴安康保险和合资企业中国职工医疗保险。1990年，中国人民保险公司上海分公司为配合国家计划生育政策的实施推出了人工流产安康保险，1991年中国人民保险公司开办了中小学生和幼儿园儿童住院保险。随后太平洋保险公司开办了大学生平安附加住院医疗保险，平安保险公司也在1993年和1994年先后推出了团体医疗保险产品和个人医疗保险产品。进入21世纪后商业保险公司经营主体的不断增加带动了医疗保险产品的发展。商业医疗保险产品种类不断丰富，包括费用型、津贴型和重疾型等险种，而且不断细化险种，例如重疾型医疗保险产品有专门针对癌症的防癌型险种，还有针对女性乳腺癌的险种。险种不断丰富的同时，商业医疗保险产品的保障期限也突破了以往短期险的瓶颈，2000年泰康人寿开发了我国首个可续保医疗保险产品——世纪泰康个人住院医疗保险，使得客户能够通过续保的方式规避疾病风险。此后，医疗保险产品的期限也逐渐有了定期、终身和两全险种可供选择。

　　近年来，我国商业健康医疗保险获得了较快的发展，保费收入增长较快。截至2013年商业健康险保费收入突破1000亿元，同比上年增加了260.74亿元，增长了30.22%，比2000年增加了1058.02亿元，增长了16倍强，如表6.7所示。这主要是因为一方面受益于经济的高速增长以及国民收入水平和可支配收入不断提高，为人们对医疗保健、生命健康等医疗服务的多样化需求提供了实际购买力；另一方面随着我国人口老龄化程度的提高和医疗技术的进步，个人的预期寿命不断提高，客观上增加了对商业健康保险的现实需求，另外国家对商业健康保险产业给予了高度重视和税收等政策支持。

　　2009年国务院发布了《中共中央国务院关于深化医药卫生体制改

革的意见》，明确提出我国要建立以其他多种形式补充医疗保险和商业健康保险为补充，覆盖城乡居民的多层次医疗保障体系，并提出鼓励政府以购买服务的方式，积极探索有资质的保险机构经办各类医疗保障管理服务。2012年3月国务院发布的《"十二五"期间深化医药卫生体制改革规划暨实施方案》中明确指出要积极发展商业健康保险。政府通过逐步完善商业健康保险产业政策，鼓励商业保险机构发展基本医保之外的健康保险产品，并且积极引导商业保险机构开发长期护理保险、特殊大病保险等险种，满足人民群众日益多样化的健康需求。鼓励企业、个人参加商业健康保险及多种形式的补充保险，落实税收等相关优惠政策。在提高基本医保最高支付限额和高额医疗费用支付比例的基础上，统筹协调基本医保和商业健康保险政策，积极探索利用基本医保基金购买商业大病保险或建立补充保险等方式，有效提高重特大疾病的保障水平。同年4月，保监会与卫生部、财政部、国务院医改办联合下发《关于商业保险机构参与新型农村合作医疗经办服务的指导意见》，提出参与新农合经办的商业保险机构必须公开招标确定，委托经办费用标准要坚持"保本微利"原则，为保险业参与新农合营造了良好的政策环境。2012年8月国家发改委、卫生部、财政部、人社部、民政部、保监会等六部委联合下发了《关于开展城乡居民大病保险工作的指导意见》，明确提出为切实解决人民群众因病致贫、因病返贫的突出问题，对大病患者发生的高额医疗费用给予进一步保障的新的制度性安排。通过政府招标选定承办大病保险的商业保险机构，符合基本准入条件的商业保险机构自愿参加投标，中标后以保险合同形式承办大病保险，承担经营风险，自负盈亏。商业保险机构承办大病保险的保费收入，按现行规定免征营业税。

随着目前我国三大基本医疗保险制度的建立，原有的国家财政负担的公费医疗保险制度和劳保医疗制度逐渐发生了本质改变，医疗费用逐渐由国家、企业和个人三方共同支付，居民的医疗消费观念发生了变化，为了规避疾病风险尤其是疾病发生后造成的经济支付压力，购买商业医疗保险产品的居民人数逐渐增加，这就为商业医疗保险提供了广阔的市场发展空间。商业保险公司积极开发补充医疗保险产品。

商业保险公司针对不同人群的特点，为其提供不同层次的、丰富的医疗保障产品和医疗服务，满足人们多层次、多样化的医疗需求。例如对具有基本医疗保险的人群，提供基本医疗保险保障之外的产品和服务，提高这类人群的医疗保障水平；对于基本医疗保险没有或暂时未覆盖的人群，提供灵活多样的保障产品和服务。目前针对基本医疗保障不报销的自费药品和诊疗项目等，商业保险公司能够提供医疗费用报销、住院津贴补助等产品，用于保障城镇职工医保、城镇居民医保最高支付限额（额度为当地职工年平均工资和居民可支配收入的 6 倍左右）之上的医疗费用；提供基本医疗保险保障范围之外，人们需求比较旺盛的疾病保险、失能收入损失保险和护理保险；提供疾病前、诊疗中和康复期的全程健康管理服务项目，如健康咨询、健康评估、慢性病管理、诊疗绿色通道等更为方便、快捷、高效和人性化的服务项目，将服务范围逐步由费用报销和经济补偿，向预防保健、健康教育和医疗指导等附加值服务的纵深方向发展。

除了不断开发医疗保险产品，提供与社保相关的补充医疗保险之外，商业保险公司还积极参与到我国基本医疗保险制度的建设中，例如 2001 年太平洋人寿保险公司接受江阴市政府的委托参与该市新农合经办服务，即著名的"江阴模式"。由此创建了"征、管、办"相分离的新农合运行机制，将新农合基金收入的征收、管理监督、办理具体业务三者相分离，同时发挥了政府制定政策和进行市场监管的职能、商业保险公司节约成本进行专业化保险管理的功能，最终要为参保农民提供满意的医保服务。另外还有人保健康参与湛江市城乡居民社保建设，中国人寿保险公司参与洛阳市新农合、城镇职工和居民医疗保险以及补充医疗保险等多项医疗保险业务的全覆盖等做法，都取得了较好的成效。

目前我国商业医疗保险的经营主体除了原有的寿险公司和财险公司之外，2005 年我国的人保健康、平安健康、瑞福德健康、昆仑健康 4 家专业健康保险公司开始营业，它们开发的医疗保险产品包括疾病保险、医疗保险、失能收入损失保险和护理保险等品种，同时还不断提高服务水平，例如人保健康推出了"私人健康顾问"、异地转诊等医疗服务，泰康人寿推出了"肿瘤绿色通道"、齿科服务等医疗服务，除此之外还专门为客户量身定做专门的医疗服务，例如中英人寿保险公司开发了"尊荣岁月"产品。

目前商业医疗保险作为三大基本医疗保险制度的补充，是我国医疗保障制度的有机组成部分，其积极主动参与并经办了新型农村合作医疗、城镇居民基本医疗保险、城镇职工基本医疗保险及多层次补充医疗业务等多项医疗保险业务，在我国医疗保障制度构建过程中充分发挥着其优势和专业技能，且与广大人民群众的生活和利益密切相关。它主要是通过市场化的手段，满足人民群众多层次、多样化的健康保障需求，提供比基本医疗保险范围更加广泛、程度更高的健康保障，重点体现服务与效率，不同于基本医疗保险制度的强制性和普及性，商业医疗保险实施个人和团体按照自愿原则选择是否参保，商业保险公司负责提供健康疾病风险的经济损失补偿和与之相关的服务管理保障，健康保障的内容和程度与参保人缴费多少挂钩。

6.1.1.3 我国医疗救助制度的发展状况

医疗救助制度是我国医疗保障制度的重要组成部分，是在政府直接和间接支持下，依靠社会力量建立的主要面向特殊困难群体的保障制度。其建立的目的是缓解城乡特殊困难群体无力支付医疗费用的有力措施，增进社会福利事业，促进社会公正与和谐。社会医疗救助制度遵循量力而行、有多少钱办多少事的原则。尽管政府适当承担财政和政策支持的责任，但其筹资主流方式是非强制性和社会性（或民间性）的，不强调权利与义务的对等。

目前我国的医疗救助制度包括城市医疗救助和农村医疗救助两方面。20世纪90年代有些经济发展较快的省份如山东省和北京市针对贫困人口实施医疗救助，救助的对象主要是贫困人口中因病没有经济能力就医的或因支付医疗费用数额较大导致贫困的人口。2001年和2002年国务院提出落实城市最低生活保障对象在医疗等方面的社会救助政策和建立农村医疗救助制度。自此，我国各省市陆续根据中央的政策开始制定本地区城乡医疗救助的具体方案。

我国民政部从 2005 年到 2012 年民政部门对城乡居民的医疗救助力度不断增强, 2005 年医疗救助总额是 89000 万元, 其中给予城市的医疗救助金额是 32000 万元, 给予农村的医疗救助金额是 57000 万元, 城市居民接受医疗救助的有 1150 千人次。2006 年农村接受医疗救助和参保新农合资助的有 15584 千人次, 其中有 13171 千人次接受了新农合参保资助, 2413 千人次接受了医疗救助。之后无论是救助金额还是救助人次都逐年增加, 截至 2012 年医疗总救助金额已经高达 2037906.4 万元, 给予城市的医疗救助金额是 708801.6 万元, 给予农村的医疗救助金额是 1329104.8 万元万元, 城市接受医疗救助（包括资助参加医疗保险的人次）的有 20770.3 千人次, 农村接受医疗救助（包括资助参加新农合的人次）的有 59741.7 千人次, 如表 6.8 所示。

表 6.8　2005～2012 年民政部门医疗救助情况

年份	城市医疗救助千人次			农村医疗救助千人次			城市医疗救助支出 (万元)	农村医疗救助支出 (万元)
	总计	医疗救助	资助参加医疗保险	总计	医疗救助	资助参加合作医疗		
2005	1150	1150		8550			32000	57000
2006	1872	1872		15584	2413	13171	81240.9	114198.1
2007	4420.2	4420.2		28944.4	3770.97	25173.4	144379.2	280508.0
2008	10862	4436	6426	41919	7595	34324	297000	383000
2009	15062.6	4103.7	10958.9	47891.2	7299.8	40591.4	412043.1	646245.8
2010	19213.2	4600.8	14612.5	56346.6	10192.4	46154.2	495203	834810
2011	22219.6	6721.5	15498.1	62971.3	14718.3	48253.0	676408.4	1199610.4
2012	20770.3	6898.8	13871.5	59741.7	14837.6	44904.1	708801.6	1329104.8

数据来源：2013 年《中国卫生统计年鉴》。

总之, 从世界卫生组织衡量健康水平的 3 个指标看, 第一个指标预期寿命, 2010 年第六次人口普查结果显示我国人均预期寿命比 2000

年有所增加，达到了 74.83 岁，比世界平均值 69.6 岁高 5.23 岁[①]，孕产妇死亡率和 5 岁以下儿童死亡率在 2010 年分别是 0.3‰和 16.4‰，分别比 20 世纪初下降了 0.5‰和 44.6%[②]，这说明现有医疗保障制度在保障居民健康水平方面发挥了重要的作用。

6.1.2 我国医疗保障制度存在的问题

尽管我国医疗保障制度已经逐渐建立并完善起来，但是目前仍存在很多问题需要解决：

第一，筹资机制不合理，个人负担过重。

目前我国医疗保障制度资金主要来自政府、社会统筹和个人 3 个渠道。从医疗卫生费用筹资的相对数来看，其中除了 2010 年社会统筹资金比个人缴费高出 0.4%之外，从 1990 年到 2009 年个人缴费一直是我国医保最主要的筹资渠道，尤其是在 2000 年到 2005 年期间，个人的卫生支出费用占比都超过了 50%，其次是社会统筹资金占总费用的比例在 25%到 30%之间，最后政府负担的医疗卫生费用比例不到 18%。可见，政府和社会医疗卫生支出的比例较低，个人负担的费用比例较高，说明医疗保障的责任承担不合理，也非常不均衡，尽管从 2006 年以来，个人负担的医疗卫生费用支出比例有所降低，从 2001 年负担最重的 60%降低到 2010 年 35.5%，这一比例仍比政府支出的 28.6%高出很多，如表 6.9 所示。从绝对数来看，从 20 世纪 90 年代开始个人医疗卫生费用支出数额超过了政府医疗支出，即使是 1998 年、2003 年和 2007 年分别建立了三大医疗保险制度后，个人医疗支出仍大于政府支出，截至 2013 年个人医疗费用支出总额是 10729.3 亿元，同比政府支出的 9545.8 亿元高出 1183.5 亿元，人均医疗卫生费用高达 2327.4元。另外我国医疗卫生总费用支出占 GDP 比例在 2009 年达到近 20年的最高值 5.15%，但仍远低于 OECD 国家的平均值 7.2%。

---

① 国家统计局，《全国人口普查公报》，2010 年。

② 《中国卫生统计年鉴》，2011 年。

表 6.9　1990～2013 年我国个人支付卫生费用情况

年份	卫生总费用（亿元）			卫生总费用构成（%）		
	政府支出	社会支出	个人支出	政府支出	社会支出	个人支出
1990	187.28	293.1	267.01	25.1	39.2	35.7
1995	387.34	767.81	999.98	18	35.6	46.4
2000	709.52	1171.94	2705.17	15.5	25.6	59
2001	800.61	1211.43	3013.89	15.9	24.1	60
2002	908.51	1539.38	3342.14	15.7	26.6	57.7
2003	1116.94	1788.5	3678.66	17	27.2	55.9
2004	1293.58	2225.35	4071.35	17	29.3	53.6
2005	1552.53	2586.41	4520.98	17.9	29.9	52.2
2006	1778.86	3210.92	4853.56	18.1	32.2	49.3
2007	2581.58	3893.72	5098.66	22.3	33.6	44.1
2008	3593.94	5065.6	5875.86	24.7	34.9	40.4
2009	4816.26	6154.49	6571.16	27.5	35.1	37.5
2010	5732.49	7196.61	7051.29	28.7	36.0	35.3
2011	7664.18	8416.45	8465.28	30.7	34.6	34.8
2012	8431.98	10030.70	9656.32	30	35.7	34.3
2013	9545.81	11393.79	10729.34	30.1	36	33.9

数据来源：2014 年《中国卫生统计年鉴》。

目前我国居民根据所在区域不同、职业情况不同分别参保了不同的医保项目，但是这些参保人由于职业、城乡经济状况缴费能力差异较大，1990 年我国城镇居民的人均可支配收入是 1510 元，农村居民人均纯收入是 686 元，城乡人均收入差距是 2.2 倍，每个城镇就业者的收入要负担 1.77 个人的生活支出，每个农村劳动者要养活 1.64 个人，尽管城乡居民的收入水平随着经济高速发展得到了不断提高，但是城乡收入差距却在扩大，2013 年城乡人均收入差距是 3 倍，每个城镇就

业者要养活的人数也增加到将近 2 个人（最新数据是 2010 年数据），
每个农村劳动者要养活的人数降低为 1.40，如表 6.10 所示。城乡居民
收入差距拉大及其收入需要负担的人数大于 1，使得我国城乡医疗保
障制度的筹资面临不确定性风险。其中，城镇职工具有相对稳定的收
入，筹资缴费的持续能力最好；没有收入或者收入不稳定的城镇居民
缴费筹资能力较弱；农村居民受农作物具有季节性和农产品收入偏低
等多重因素影响，缴费筹资能力最弱。因此，目前我国的三大医疗保
险制度的筹资机制面临着较大的风险。

表 6.10 1990~2013 年我国城乡居民的收入状况和负担状况

年份	城镇居民家庭每一就业者负担人数（人）	城镇居民家庭人均可支配收入（元）	农村居民家庭每一劳动者负担人数（人）	农村居民家庭人均纯收入（元）
1990	1.77	1510.2	1.64	686.3
2000	1.86	6280.0	1.52	2253.4
2001	1.88	6859.6	1.52	2366.4
2002	1.92	7702.8	1.50	2475.6
2003	1.91	8472.2	1.47	2622.2
2004	1.91	9421.6	1.45	2936.4
2005	1.96	10493.0	1.44	3254.9
2006	1.93	11759.5	1.43	3587.0
2007	1.89	13785.8	1.42	4140.4
2008	1.97	15780.8	1.41	4760.6
2009	1.94	17174.7	1.4	5153.2
2010	1.93	19109.4	1.39	5919.0
2011	-	21809.8	1.40	6977.3
2012	-	24564.7	1.40	7916.6
2013	-	26955.1	-	8895.9

数据来源：2003~2011 年《中国统计年鉴》。

第二，医疗保障制度碎片化严重。

我国现行的医疗保障制度是根据我国经济现实情况建立和逐步发展起来的。其中，城镇职工医疗保险制度是在经济转轨和国企改革的大背景下，在原有的劳动医疗保障制度的基础上改革而来的；城镇居民医疗保险制度是为了将城镇的少年儿童和老年人等无职业或未就业人群纳入医保体系建立的；新农合制度是在原有的农村合作互助医疗制度瓦解后为了满足广大农民的医疗需求而建立的；城乡医疗救助是为了保障贫困家庭等特殊群体的医疗服务需求建立的。它们在管理与经办、保障对象和保障内容方面都呈现出碎片化特征。目前我国城镇职工和居民医疗保险制度由劳动社会保障部管理，负责制定医疗保险的基本政策、改革方案、医疗基金征缴政策、给付标准、医疗社会保险基金的管理政策及医疗服务的范围支付标准、补充医疗保险的相关政策等。新农合制度由卫生部负责制定其发展规划和政策，并由其内设机构农村卫生管理司具体负责和实施相关工作。城乡医疗救助制度则是由民政部管理，由其下设的社会救助司具体负责医疗救助规划、标准等为城乡居民提供医疗救助。实际上无论城镇还是农村人口都要到医院等医疗服务机构看病，看病的流程和医保经办的流程大同小异，目前的这种三头管理机构的职能和具体业务操作程序基本相同，多部门管理无疑造成了人财物力的浪费，而且各部门都从自身利益出发，无法制定统一的医疗保障政策，使得我国医疗保障制度出现了多种医疗服务范围标准和报销标准，造成了城乡人口之间医保待遇有差异、城乡医疗服务有差异，例如新农合参保人因为病情治疗需要进行异地看病时，必须办理转诊手续，而且异地看病和本地看病的报销比例有明显差异，为广大农村居民所诟病。

第三，医疗费用上涨过快，但经济效率不高。

目前我国医疗卫生总费用上涨势头迅猛，无论是医疗卫生总费用还是人均费用绝对数都大幅增加，其中卫生总费用从 1990 年 747.4 亿元逐年增加，在 2007 年突破 1 万亿元，截至 2010 年已经高达 19921.4 亿元，年增长速度超过 17%；人均卫生费用从 1990 年不到 70 元增加到 2010 年的 1487 元，年增长速度超过了 16%。另外，在 1990 年到

2013 年期间我国医疗卫生总费用占 GDP 的比例也提高了 1.57%，如表 6.11 所示。这说明从 20 世纪 90 年代进行医疗制度改革以来，国家、社会和个人都加大了投入力度，力图为城乡居民提供基本的医疗保障。另外，我国医疗卫生资源随着投入的增加也有了很大的改善，2013 年每千人拥有的床位数比 1990 年增加了两张，每千人拥有的医疗服务人员（包括卫生技术人员、执业医师和注册护士）也比 1990 年增加了 1.82 个，如表 6.12 所示。

表 6.11　1990～2013 年我国卫生费用支出情况

年份	卫生总费用(亿元)	人均卫生总费用(元)	卫生总费用占 GDP 比重(%)
1990	747.39	65.37	4.00
1995	2155.13	177.93	3.54
2000	4586.63	361.88	4.62
2001	5025.93	393.80	4.58
2002	5790.03	450.75	4.81
2003	6584.10	509.50	4.85
2004	7590.29	583.92	4.75
2005	8659.91	662.30	4.68
2006	9843.34	748.84	4.55
2007	11573.97	875.96	4.35
2008	14535.40	1094.52	4.63
2009	17541.90	1314.30	5.15
2010	19921.35	1490.06	4.98
2011	24345.91	1806.85	5.15
2012	28119.00	2076.67	5.41
2013	31668.95	2327.37	5.57

数据来源：2014 年《中国统计年鉴》。

表 6.12　1990～2013 年我国卫生资源总体情况

年份	医疗卫生机构床位数（张）	每千人医疗卫生机构床位（张）	每千人卫生技术人员数（个）	每千人执业（助理）医师（个）	每千人注册护士（个）
1990	2925390	2.59	3.45	1.56	0.86
2000	3177000	2.57	3.63	1.68	1.02
2005	3367502	2.63	3.57	1.60	1.06
2006	3511779	2.72	3.66	1.63	1.10
2007	3701076	2.83	3.76	1.62	1.19
2008	4038707	3.06	3.92	1.67	1.27
2009	4416612	3.31	4.15	1.75	1.39
2010	4786831	3.56	4.37	1.79	1.52
2011	51599	3.84	4.61	1.83	1.67
2012	57248	4.24	4.94	1.94	1.85
2013	61819	4.55	5.27	2.04	2.04

数据来源：2011 年、2010 年《中国卫生统计年鉴》和 2014 年《中国统计年鉴》。

尽管我国医疗卫生支出费用和卫生资源都较 20 世纪有了很大的提高和改善，但是居民的健康指标却不尽如人意，有些甚至恶化降低了。例如，传染病方面，根据中国统计年鉴数据显示，近 10 年来艾滋病患者的死亡率不断上升，从 2002 年到 2011 年其死亡率从 0.2 上升至 0.69，根据卫生统计年鉴的数据显示艾滋病的发病人数从 2008 年的 10059 人增加到 2011 年的 20450 人，短短 4 年之内增加了 1 万多发病病例，如图 6.1 所示。此外，多年来类似于鼠疫、人感染高致病性禽流感、狂犬病和流脑的病死率一直居高不下。慢性病方面，2008 年调查显示我国共有 27939 人患慢性病，按人数计算的患病率是 15.7%，比 2003 年提高了 5%，如表 6.13 所示。两周患病病种中 60.9%是慢性病，这一比例比 1998 年提高了 21.9%，其中城市慢性病持续到两周内的从 48%提高到 72.5%，农村则从 34.8%提高到 55.7%。其中患病率最高的循环系统慢性病患病率上升较快，其患病率在 2008 年、2003 年和 1998 年分别是 85.5%、50% 和 38.8%。此外，肌肉和骨骼、呼吸系统、泌尿生殖和神经病等慢性病也在持续上升①。

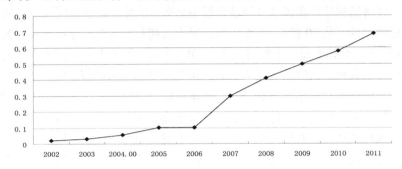

图 6.1　2002～2011 年我国艾滋病死亡率情况

数据来源：2003～2012 年《中国统计年鉴》。

可见，我国居民的健康指标还有待进一步的改善，同时居民的医疗服务需求量仍未得到满足，另外在公共卫生方面食品安全和环境卫生等问题亟待解决，尤其是在我国医疗卫生费用持续上涨和医疗资源不断扩张的背景下，说明我国医疗资源没有得到合理的配置，效率不高。

表 6.13　1993～2008 年我国居民慢性并患病率（单位：按人数计算的%）

年份	城乡合计	城市合计	农村合计
1993	13.2	19.3	10.6
1998	12.8	20.1	10.4
2003	12.3	17.7	10.5
2008	15.7	20.5	14

数据来源：2008 年中国卫生服务调查研究。

---

① 《中国卫生服务调查研究》，2008 年。

185

第四，居民的医疗待遇差异较大。

我国居民的医疗待遇相差较大，这主要体现在医疗服务可及性和医疗费用报销两方面。首先是医疗服务可及性的差异。长期以来的二元经济结构导致我国城乡经济发展不平衡，医疗卫生资源配置也有明显的差异，从 20 世纪 90 年代城市每千人拥有的各类医疗技术人员数量、床位数都明显高于农村，截至 2012 年城市每千人卫生技术人员的数量是农村的 2.5 倍，每千人拥有的医院和卫生院床位数是农村的 2.21 倍，值得注意的是在 2001 年到 2004 年期间农村每千人拥有的医院和卫生院床位数还较之前出现了明显的下降，这充分说明这段时期城乡的医疗供给有着明显差距，城市获得了更多的医疗资源，城市居民的医疗可及性明显高于农村，如表 6.14 所示。其次是医疗费用报销范围的差异。尽管进行了医疗改革，但是我国目前对政府机关等事业单位仍旧实行公费医疗，其待遇最高，医疗费用几乎全部报销；城镇职工基本医疗保险的参保人可以享受门（急）诊大额医疗费用、住院费用、大额医疗费用的报销，城镇居民基本医疗保险的参保人可以报销住院医疗费用，不包括门诊医疗费用，新农合参保人在指定医院就医或者办理转诊后可以获得门诊补偿、住院补偿（药费及治疗费和护理费补偿，但有最高限额）和大病补偿报销，不包括门诊治疗费用、脏器移植、路费等。所以我国的公务人员、城镇职工、城镇居民、农村居民的医疗待遇无论是在保障范围还是在费用报销标准上都是依次降低的。例如新农合参保人在当地乡镇医院、县医院和地市级医院的报销比例逐渐减少，当农村居民患大病时，一方面乡镇医院不具备医疗技术和条件，只能进行转诊，造成农村居民的医疗服务可及性较差；另一方面路费、住宿费和住院费用等治疗费用也造成了大病患者的个人自付比例过高。目前的新农合制度没有从根本上建立"风险共担"的运行机制合理分散医疗费用，降低农民个人自付的医疗费用，解决农村居民因病致贫、因病返贫等问题，而事实上农村居民由于收入较低和保健意识较差，其医疗服务实际需求量更大，目前我国城乡居民由于所处地区不同、职业不同导致的人为的医疗待遇差异较大是现行医疗保障制度急需解决的问题，也是建立城乡一体化医疗保障体系、缓解社会矛盾、构建和谐社会的重要体现。

表6.14 1990～2012年城乡医疗服务可及性的总体情况

年份	卫生技术人员（个）		执业（助理）医师（个）		注册护士(个)		每千人医院和卫生院床位（张）	
	城市	农村	城市	农村	城市	农村	城市	农村
1990	6.59	2.15	2.95	0.98	1.91	0.43	4.18	1.55
1995	5.36	2.32	2.39	1.07	1.59	0.49	3.50	1.59
2000	5.17	2.41	2.31	1.17	1.64	0.54	3.49	1.50
2001	5.15	2.38	2.32	1.17	1.65	0.54	3.51	1.48
2002	-	-	-	-	-	-	3.40	1.41
2003	4.88	2.26	2.13	1.04	1.59	0.50	3.42	1.41
2004	4.99	2.24	2.18	1.04	1.63	0.50	1.64	0.75
2005	5.82	2.69	2.46	1.26	2.10	0.65	4.03	1.74
2006	6.09	2.70	2.56	1.26	2.22	0.66	4.23	1.81
2007	6.44	2.69	2.61	1.23	2.42	0.70	4.47	1.89
2008	6.68	2.80	2.68	1.26	2.54	0.76	4.7	2.08
2009	7.15	2.94	2.83	1.31	2.82	0.81	5	2.28
2010	7.62	3.04	2.97	1.32	3.09	0.89	5.33	2.44
2011	6.68	2.66	2.62	1.10	2.62	0.79	6.24	2.80
2012	8.54	3.41	3.19	1.40	3.65	1.09	6.88	3.11

数据来源：2007～2013年《中国卫生统计年鉴》，表中2011～2012年每千人医院和卫生院床位（张）的数据是每千人医疗卫生机构床位数。

第五，医疗支付方式不合理。

在医疗保障制度覆盖人群日益扩大和发挥作用不断增强的背景下，目前按照患者所接受的医疗服务项目来进行付费，实行"花多少按比例报销多少"的后付费方法，将医疗费用与病人所接受的医疗服务项目多少、所购买的药品数量相挂钩，对医院、定点药店等医疗服务供给方限制较少或者几乎没有任何限制，导致医院、医生为了自身经济利益和经营绩效进行小病大治、开大处方、筛选病人、延长病人住院时间等诱导性医疗需求行为来获得更多的医疗服务收入，最终结果是导致看病贵，医疗费用上涨过快，既增加了个人医疗费用负担，也给整个医疗基金造成了资金压力，使得医疗保障制度面临可持续性风险。

另外，由于患者自身医疗知识的限制，在接受治疗过程中医院和医生占有更多的信息，同时为了其自身利益，医生会让患者作不必要的检查，这既增加了患者的经济负担，也占用了有限的医疗资源，进而造成整体医疗服务质量不高的问题。同时患者在按照医生的诊疗方案进行一系列治疗之后没有实现预期的治疗效果，极易造成医患双方的利益冲突，产生医患纠纷。另外，在目前我国实施医疗保险机构第三方付费的情况下，医疗保险基金管理机构只能根据服务项目进行事后付费、审核等，而无法控制医疗服务过程中的医疗行为是否适当，很难进行成本控制。医疗付费方式的这种不合理做法不解决，就难以实现医疗资金的合理配置，发挥医疗保障制度的效率和作用。

纵观我国医疗保障制度的发展历程和现状，不可否认，现行医疗保障制度对提高我国居民健康水平，增加各类人群医疗服务可及性和可得性都发挥了积极正面的作用。但是，无可回避的是我国医疗保障制度仍然存在较多问题，比较突出的是不同医疗保险制度之间的保障范围和享受待遇差异较大，城乡居民的医疗资源仍有较大差距、居民个人自付费比例较高、三大医疗保险制度的碎片化问题引发的未来如何整合等问题都是亟待解决的难题。

6.2 国际经验对提高我国现有医疗保障制度效率的启示

我们在前面第 3、4、5 章对 OECD 国家医疗保障制度的运行情况、效率进行定性分析和定量测算排名，以及实证分析其效率影响因素的基础上得出了很多有用的结论，结合我国医疗保障制度发展的实际情况和未来改革的方向，要提高我国医疗保障制度效率，应该从以下几个方面着手：

第一，建立全民医疗保障制度，缩小医疗保障待遇差距。

现行医疗保障制度的碎片化严重，其分头管理、各自运作的模式造成了管理成本增加，医疗保险政策碎片化严重，居民保障水平差距较大和医疗保险机构服务难度较大等问题，不但影响了医疗保障制度的效率，不利于保障居民健康水平，而且造成了我国城乡居民医疗待遇的事实差别，不利于构建和谐社会。为此要尽快推动城乡居民一体化医疗保险制度，然后与城镇职工医疗保险制度融合逐步实现三大基本医疗保险制度的整合统一，即构建全民医疗保障制度。我国学者顾昕曾先后论述全民医保的战略和路径等问题。全民医疗保障制度的建立要着眼于3个方面：首先是实施统一的管理机构。统一的管理机构是医疗保障制度的各项政策协调和统一的基础和前提。只有管理机构统一，才能够规范参保的人群和范围标准，才能在考虑所有国民经济收入、地理因素、风险分散等诸多因素的前提下出台缴费标准、医保报销范围和比例。只有管理机构统一，才能够结合全国的医疗卫生资源制定基本的药物目录、定点医院标准、定点药店标准等医保政策，才有可能在全国范围内实现医疗卫生资源的优化配置和利用，缩小不同地区之间医疗服务的可及性和待遇差异。此外，管理机构统一之后还能够减少冗余的管理人员，节约管理成本，将有限的医疗资金用于提高居民保障水平。其次是实施统一的经办服务机构。目前我国正在推进城镇化建设，原有的农村逐步变成了城镇，那么原有的农村居民到底是参加新农合医疗制度还是城镇居民医疗保险制度缺乏统一的规定，再加上两种医疗保险制度的经办服务机构不同难以统一解决这一问题，因此近年来出现了一人多头参保、新农合和城镇居民医疗保险的参保率计算不准确等问题，因此未来要建立统一的医疗保障经办服务机构，这样既可以节约医疗保障制度的运行成本，有利于政策实施的统一和协调，同时也能够方便医疗服务机构和参保人。最后是缩小医疗保障待遇的差距。无论是管理机构还是经办服务的统一，以及医疗保险制度的整合，其最终的目的都是为了整合现有的社会资源和医疗卫生资源，提高其利用效率和经济效率，为参保者提供健康保障。我国针对不同人群、不同地区实施不同的医疗保险制度，而不同的医疗保险制度实施不同的筹资机制、不同的医保政策，直接结果就是造成了不同人群之间医疗待遇差异化，这种医疗资金和医疗卫生资源的人为分割和行政配置难以满足国民的多层次医疗需求，更不利于国民健康水平的提高和健康权利的保障。2009年我国政府明确提出要"随着经济社会发展，逐步提高筹资水平和统筹层次，缩小保障水平差距，最终实现制度框架的基本统一"。因此未来全民医疗保障制度要逐渐实现全民基本医疗服务的均等化，缩小不同地区、不同人群之间的医疗待遇差异，从整体上提高我国居民的健康水平。

第二，重视商业医疗保险的发展，发挥其对医疗保障制度效率的促进作用。

OECD国家的经验显示商业医疗保险的发展能够显著提高医疗保障制度的效率。我国的学者孙祁祥（2010）、朱铭来（2009，2010，2011）、邵全权（2009）、严红（2005）和都加强（2000）分别对商业医疗保险与医改问题、商业医疗保险与基本医疗保险的关系、两者的衔接及其未来的发展等问题进行了深入的探索，认为要充分发挥商业健康保险（包括医疗保险）的补充医疗保险作用，从财税政策方面给予优惠积极支持商业健康保险的发展。结合我国商业健康保险发展的情况，今后我们要对其进行大力支持，充分发挥其对医疗保障制度的促进作用。

首先居民对商业医疗保险有需求意愿和购买能力。商业医疗保险的发展有赖于一个国家经济社会环境的发展。随着我国社会经济的高速增长，城乡居民收入不断提高，他们的保险意识不断增强，从2000年到2010年我国的保险密度即人均保费支出从9.5美元增加到105.5美元，年增长速度超过了24%，同期的保险深度即保费收入占GDP的比例从1.2%提高到2.5%，增长了2.5倍[1]。居民对商业医疗保险的需求也不断提高，国务院发展研究中心对50个城市的保险需求调查结

---

① 数据来源于2001～2012年的Sigma杂志。

果表明居民对商业健康保险（其中包括医疗保险）的需求是 77%，排在人身险各类业务需求的第一位。尤其是农村居民对医疗保险的需求意愿强烈，改革开放以来农村居民的纯收入从 133.6 元增加到 5919 元，剔除价格因素实际增长了 8.54%[①]，收入的增加提高了购买能力，他们不再满足于新农合提供的低水平医疗服务，尤其是其中的高收入农民有了较高的健康水平需求，2002 年安盟公司对我国四川省、江苏省和吉林省的农户进行调查显示农民对商业医疗保险有强烈需求，其中江苏农民的需求高达 76.5%。

其次，人口老龄化催生了对商业医疗保险产品的现实需求。社会人口特征也是关乎商业医疗保险发展的重要外部环境之一。仇雨临（2005）提出我国基本医疗保险必须考虑到人口老龄化这一特点。目前我国人口特征之一就是老龄化进程快，人口未富先老。我国在 2000 年步入老龄化社会，当时的人均 GDP 是 860 美元，而那些已被列为老龄化国家开始步入老龄化行列的时候，人均 GDP 一般在 2000 美元以上[②]，因此，我国进入老龄化时的经济发展水平是较低的。截至 2010 年人口普查发现老龄人口占总人口的 13.26%，其中 65 岁及以上人口比例是 8.87%，同比 2000 年分别上升了 2.93% 和 1.91%，短短 10 年时间老年人口比例从 7% 提高到了 13.26%，远远快于发达国家的老龄化进程。另外，我国老龄人口的基数很大，2010 年人口普查数据显示 2010 年 60 岁及以上老年人口共 1.8 亿，65 岁及以上老年人口共 1.2 亿，另据全国老龄办预测 2001 年到 2020 年将是我国快速老龄化阶段，在此期间我们每年平均增加 596 万老年人口，到 2020 年，老年人口将达到 2.48 亿，老龄化水平（60 岁以上人口占比）将达到 17.17%。老年人由于身体机能生长的自然规律，失能概率和患病风险都比年轻人有所提高。根据我国 2008 年第四次卫生服务调查结果显示，65 岁及以上老年人的两周患病率、慢性病患病率分别是 46.4% 和 64.5%，均比其他年龄组别的人口要高；65 岁及以上老年人的两周就诊率和住院率分

---

① 《中国统计年鉴》，2011 年。

② 孙祁祥等，《经济社会发展视角下的中国保险业——评价、问题与前景》，北京：经济科学出版社，2007 年。

别是 30.3%和 15.3%，也高于其他年龄组别的人口，如表 6.15 所示。此外，老年人劳动能力逐渐丧失，收入减少。2008 年老年人占调查地区低收入人口的比例最高，达到了 17.7%，高出全部人口的 9%，加上老年人患病持续时间较长，65 岁及以上人口的千人口患病天数平均是 4143 天^①，所以老年人较其他年龄组别的人口患病概率更高、患病时间更长、医疗花费更高，大量的老年人收入较低，为了满足老年时期的医疗服务需求，除了参保基本的医疗保险之外，还要未雨绸缪，在年轻时代购买期缴类医疗保险产品，为其老年生活提供医疗保障。

表 6.15　2008 年卫生服务调查老年人患病率、看病和收入情况（单位：%）

人群	两周患病率	慢性病患病率	两周就诊率	住院率	低收入人口比例
0~4 岁	17.4	0.6	24.8	8.1	6
5~14 岁	7.7	0.9	9.1	2.1	12.7
15~24 岁	5	2	4.7	4.6	11.4
25~34 岁	7.5	5.1	6.1	6.9	9.1
35~44 岁	13.6	12.2	11.4	4.7	15
45~54 岁	22.7	26	16	6.2	14.7
55~64 岁	32.3	42	21.6	9.3	13.5
65 岁及以上	46.4	64.5	30.3	15.3	17.7

数据来源：2008 年第四次全国卫生服务调查研究。

　　除了人口老龄化之外，我国居民的亚健康状况也堪忧。目前我国共有 6 亿^②人处于亚健康状态，超过总人口的 45%，这些人的身体处于健康与患病之间，由于生活节奏快和压力大，他们处于慢性病病前状态，对其工作生活甚至生命都存在不同程度的负面影响，另外心理亚健康状态还会容易导致精神病，甚至自杀等行为，总之亚健康状况如果不及时治疗就会转变成疾病，影响人们的健康水平，缩短寿命。

---

① 数据来源于 2008 年第四次全国卫生服务调查研究。

② 新华网，http://news.xinhuanet.com/health/2012-01/04/c_122534847.htm。

而处于亚健康状况不属于疾病，更不在基本医疗保险保障范围之内，因此，这就为商业医疗保险提供了发展空间和机会。

结合上述外部环境，商业医疗保险能够发挥其在产品开发、专业化管理等方面的优势积极参与到我国医疗保障制度的构建和完善中来。

首先是产品开发优势。由于目前我国的基本医疗保障制度实施方式采取强制和自愿投保方式，对所有参保人实施统一的缴费比例和报销给付，不能满足居民丰富多样的医疗需求。实际上，每个人的身体和心理健康状况不同，对医疗服务的需求也不同。当具有良好的健康状况时人们希望通过医疗咨询和预防保健保持这种状态；当处于患病状态时，人们希望能够减少疾病治疗造成的经济损失，获得经济补偿；另外还有些高端人群希望能够获得较方便快捷的高端医疗服务，包括减少排队等待就医的时间、获得医疗服务绿色通道和健康基金管理等高端服务。而商业医疗保险的市场化运行机制能够迅速捕捉人们的市场需求，根据不同人群的特点提供多样化的产品，对参保基本医疗保险的人群，提供基本医疗保险保障之外的产品和服务，提高医疗保障水平；对于基本医疗保险没有或暂时未覆盖的人群，提供灵活多样的保障产品和服务。例如我国商业保险为弥补基本医疗保险保障水平不足，提供医疗费用报销、住院津贴补助，如城镇职工医保和城镇居民医保最高支付限额之上的医疗费用、基本医疗保险不报销的自费药品和诊疗项目等；通过提供疾病保险、失能收入损失保险和护理保险，保障医疗保险之外的其他医疗费用支出，通过提供疾病前、诊疗中和康复期的全程医疗项目，如医疗咨询、健康评估、慢性病管理、诊疗绿色通道等更为方便、快捷和人性化的服务措施，拓宽服务范围同时满足客户不同层次的医疗保障需求。

其次是管理优势。商业保险公司对医疗保险进行销售、承保、理赔、产品、精算等专业化的管理，能够为个人、家庭、企业团体、政府机构等不同的客户提供从医疗保障服务到经办委托医疗服务等专业化的服务。商业保险公司通过应用自身的风险管理优势和精算优势根据市场需求进行产品开发和销售，同时能够根据经营状况和政策变化及时调整销售策略；通过建立统一的业务标准，如病种代码、医疗服务机构代码、医疗服务项目代码等进行投保人健康数据管理和分析，并在此基础上进行核保和理赔，防止信息不对称引发逆选择和道德风险等现象，提高核保的效率和理赔的合理性，同时利用积累的大量精算数据为科学调整和制定费率与定价提供支持。此外还可以通过为政府委托医疗保障项目提供管理服务，这样既可以降低政府直接经办医疗服务的各类资源投入，减少不必要的行政管理成本和运行成本，同时还能够借助商业保险公司的专业管理优势为参保人提供合适的医疗保险产品、合理的定价、方便的医疗服务等。

第三，不要生搬硬套国外的医疗保障制度模式进行医疗制度改革。

医疗保障制度模式的选择和构建关系到所有民众的健康权利和相应的缴费义务，任何个人都无法回避这一问题也无法袖手旁观。实际上，医疗保障制度的模式选择本质上就是在国家干预和市场运作之间作选择。所谓的国家干预就是建立政府为主体的医疗保障制度，由财政出资建立全民医疗保障制度，典型国家是英国。市场运作的典型代表是美国，美国认为强制性的全民医疗保险会使得政府过多干预医疗资源配置，管理成本较高，政府雇员慵懒，限制市场自由选择的权利，同时还会增加财税缴费额度，与美国的自由市场经济不相符，所以要选择以市场为主体的医疗保障制度。

从效率的角度看，通过在第 4 章和第 5 章的分析我们能够发现，尽管瑞典医疗保障制度的 DEA 效率值是 1，但是与其实施类似国家医疗保障制度的英国的 DEA 效率值小于 1；日本医疗保障制度的 SFA 效率值是 1，德国虽然也实施法定医疗保障制度但 SFA 效率值小于 1。无论是采用 DEA 效率方法还是 SFA 效率方法测算的结果都表明，以美国为代表的市场主导型医疗保障制度模式、英国和瑞典为代表的国家主导型医疗保障制度模式、德国和日本为代表的法定医疗保障制度模式，还有澳大利亚和加拿大为代表的区域性管理的全民公共医疗保障制度模式，它们的经济效率不全都在生产前沿面上，这就意味着这 4 种医疗保障制度在不同国家存在着不同的问题，不同国家实施相同的医疗保障制度会产生不同的经济效率，所以没有哪种医疗保障制度模式的效率在任何一个国家都是有效的，还要结合本国的国情进行适当的调整。

目前世界各国的医疗保障制度几乎都同时囊括了政府干预与市场运作两部分，结合我国医疗保障制度发展的实际情况和未来的改革方向，我们要在医疗保障体系构建过程中，逐渐引入市场竞争机制，鼓励社会多渠道资金参与提供医疗服务，只要其提供的医疗卫生服务能够符合相关的质量标准，就应该大力支持，为广大居民提供公平、合理、有序的医疗服务市场，在提供基本医疗保障的基础上，让其充分发挥自主选择权通过竞争降低医疗费用开支，同时获得高质、高效的医疗服务。

第四，筹资机制要合理化。

我国学者胡庆慧和陈新中（2011）、贾洪波（2009）、林枫（2007）、顾昕和方黎明（2006）都先后对我国城镇居民基本医疗保险和新农合制度的筹资问题进行了探讨。医疗保障制度的筹资机制应该遵循社会公平性、使用有效性和财务的持续性原则。目前我国医疗卫生费用主要来自个人支出、企业单位支出和政府补贴，其中企业单位缴纳的部分要进入统筹账户形成社会统筹资金，在整个医疗总费用中，个人和社会统筹支出占70%的份额，政府支出不到30%，所以个人和企业的医疗费用负担过重。目前，我国医疗保障制度筹资方面需要解决的问题就是要减轻个人和企业经济负担，保证政府筹资充足，实现资金配置的公平，科学合理地分散所有居民的医疗卫生费用财务风险，保持医疗筹资的可持续性，这就需要建立合理的医疗资金筹资机制和配置机制。

医疗资金筹资方面，结合目前国民经济的整体发展水平和政府卫生支出在基本医疗中的筹资水平，政府应该进一步加大对基本医疗制度的资金投入。我国政府对医疗保障制度的筹资责任主要通过政府预算卫生支出、城镇职工和居民基本医疗保险、新型农村合作医疗来体现。政府预算卫生支出中，地方政府财政承担了很大的医疗卫生支出责任，以2010年为例政府用于医疗卫生的支出共4804.18亿元，其中中央政府支出共 73.56 亿元，占 1.53%，地方财政的医疗卫生支出共 4730.62 亿元，占 98.47%，而同期地方财政收入比中央财政收入要少 1875.43 亿元[①]，再加上东部、中部、西部地区经济发展水平和财政收入不同，造成了各地医疗卫生筹资不公平，地区之间的医疗待遇水平差异较大，因此要将医疗卫生筹资的责任向上转移，充分体现中央财政的筹资责任。在城镇职工和居民基本医疗保险中，北京、天津和上海实现了全市统筹，其他中西部地区的医疗筹资能力较差，经营差的企业更是没有筹资能力，新型农村合作医疗在不同的地区也会实施不同的筹资方案，这就造成了贫苦地区和富裕地区筹资存在较大的差异。中央财政要提高对落后贫困地区尤其是贫穷农民的医疗补贴金额，减小筹资差异促进筹资合理性。

在医疗资金配置方面，目前我国的医疗资源主要是通过政府行政管理方式进行配置，其特点是要建立与行政省市县镇相对应的医疗机构及其管理机构，根据不同标准投入经费和相关工作人员。在人口较少的地区人均医疗资源会高一些，而类似于北京等人口增长较快的地区，人均医疗资源就会低一些，这种配置方式导致医疗资源过度使用和闲置浪费现象并存，其作用没有得到充分发挥，医疗资源的利用效率不高，经济效率也较差。国际上关于医疗资金的配置方式包括补贴医疗服务机构、补贴医疗服务需求方和第三方基金管理共 3 种。结合我国的医疗保障制度的实际状况、居民的医疗服务需求和医疗资源供给等因素综合考虑，我们目前要加大对农村地区尤其是贫困地区、贫穷人口和有困难家庭进行医疗资金补贴，让他们能够看得起病，减轻其经济负担，努力解决"因病致贫，因病返贫"和"看病贵，看病难"问题。另外考虑到城镇职工和居民的收入相对农村较高，医疗服务可及性较高，其医疗服务需求呈现多层次、多样化特点，我们要尽快建立城市多层次医疗服务机构体系，尤其是社区医院、护理机构等基础卫生设施的建立，加大对其资金补贴和支持力度，这样既可以保障城镇居民的常规性医疗服务需求，缓解大医院人满为患、等待时间太长

---

① 《中国统计年鉴》，2011 年。

等问题，也能够促进医疗服务机构之间的竞争，改善医疗服务质量，提高医疗资金的经济效率。

第五，优化医疗服务市场秩序，加强医疗服务监管。

尽管医疗服务市场包括医疗服务供给和需求两方面，其中医疗服务供给由各国的医疗资源和供给能力决定，医疗服务需求是由医疗资源和患者的购买能力来决定的。但是由于医疗服务市场的信息不对称性和医疗服务效用的不确定性，所以医疗服务市场具有一定的垄断性，存在逆选择和道德风险等市场失灵现象。由于医务人员的诱导性医疗需求、小病大治、医药产品定价混乱等现象造成医疗费用上涨过快，以及由于医疗行为操作不当造成医疗事故时有发生，再加上缺乏统一有效的医疗行为监管和透明的治疗效果鉴定造成医患纠纷等问题频发，严重影响了患者对医院和医生等医疗服务供给者的信任。我们建议要重整医疗服务市场的经营秩序，确实减轻患者的医疗费用负担，并缓解了医患对立的局面，重塑医院和医生的白衣天使形象。首先，要在医疗服务市场引入竞争机制，打破政府主办医疗服务机构的模式，可以引入民营资本、境外资本等形式成立民营医院、外资医院和合资医院来增加医疗服务机构的数量，让患者根据自身的购买能力、病情，在对比不同医疗机构的医疗服务费用、医疗服务质量之后自由选择合适的医疗服务机构，促进不同产权的医疗机构加强竞争意识，控制经营成本并努力提高医疗服务质量。其次，加强医疗服务市场的监管。尽管引入市场机制能够促进医疗服务市场的效率，但是市场失灵问题客观存在，所以政府仍然要对其加强进行监管，要根据患者对医疗服务效果的满意程度和第三方医疗服务鉴定机构的医疗服务报告等指标综合考核医疗服务机构的经营行为和医疗服务行为，然后通过立法、财税政策等实施奖优惩劣，充分提高医疗资源的使用效率尤其是其经济效率，减少医疗资源浪费问题，政府要改变过去在构建医疗保障制度、经办医疗保障服务、建立医疗服务机构、管理医疗资金和配置、评估医疗服务质量等方面上大包大揽的做法，充分发挥宏观调控的功能，将类似经办服务、资金管理、医疗服务等进行市场化运作，这样既可以充分调动社会各类资金进入医疗服务行业促进其良性有序发展，也可以利用商业保险公司的业务平台、风险管理、精算技术提供专业医保服务，同时还可以使政府减少管理成本和医疗保障制度的运行成本，让政府能够专注于解决市场失灵和医疗服务公平性问题。

6.3 本章小结

本章的研究重点是在前面3章对OECD国家医疗保障制度效率研究的基础上，将其所得出的研究结果借鉴到我国医疗保障制度中来，分析其参考价值。

研究表明，我国医疗保障制度从建国初的公费医疗、劳保医疗（即国家医疗保险）和农村集体医疗保健制度历经多年改革，实施了现行的城镇职工基本医疗保险、城镇居民基本医疗保险和新农合医疗保险制度，它们对提高居民整体预期寿命等健康状况起到了积极的作用。但是，我们仍然要意识到尽管我国国情与OECD国家不同，但是医疗保障制度同样面临着医疗费用上涨过快、医疗资源浪费、看病贵和看病难、不同医疗保险制度之间待遇相差较大等问题。因此我们可以借鉴和参考OECD国家医疗保障制度的研究结论，鼓励和支持商业医疗保险产品开发，鼓励人们参保商业保险来改善其医疗服务待遇，加强医疗服务和质量的监管，减少医疗资源浪费和医疗服务领域的贪污等现象，进而提高医疗保障制度效率，满足人们日趋多样化的医疗服务需求。

第7章 结 论

在第 1 章和第 2 章阐述研究背景和医疗保障制度效率理论的基础上,第 3 章、第 4 章和第 5 章分别从 OECD 国家的医疗保障制度运行情况、DEA 效率方法和 SFA 效率方法的角度对 OECD 国家的医疗保障制度效率进行定量分析,测算并实证分析医疗保障制度效率的影响因素。第 6 章借鉴了 OECD 国家的经验,且与我国医疗保障制度的实际情况相结合,提出了医保制度改革的一些建议。本章将对本书的主要结论进行梳理,并对本书的未尽之处进行讨论为将来进一步研究提供思路。

7.1 本书的主要结论

医疗保障制度的效率是指用较少的投入得到同样或者更多的产出,即居民健康水平的提高是医疗保障制度的最终目标。我们基于全球医疗卫生费用快速增长但没有全部转化为理想的医疗服务、医疗市场存在信息不对称引起的失灵问题、居民看病难和看病贵问题的现实背景对医疗保障制度的效率问题进行研究,考虑到数据的可得性和统一性,我们选择 OECD 国家作为研究对象。研究的主要结论如下:

第一,没有一种医疗保障制度的经济效率是始终有效的。

我们通过采用 DEA 和 SFA 两种方法测算 25 个 OECD 成员国的医疗保障制度效率发现,类似于日本和德国、瑞典和英国这样实施相同医疗保障制度的国家其效率并不相同,而且差异较大。日本医疗保障制度的经济效率是 1,是有效的,而德国则是非有效的。此外美国实施的市场主导型医疗保障制度、澳大利亚等实施的区域型管理的全民公共医疗保障制度都不在生产前沿面上，都是非有效运行的，这就说明相同的医疗保障制度在不同的国家的经济效率不同，没有哪一种医疗保障制度在任何一个国家都是始终有效的。

第二，采用不同的效率研究方法对同样的样本进行研究会产生不同的结果。

通过比较每个国家在相同年份采用 DEA 方法和 SFA 方法得到的效率值结果，我们发现，SFA 效率方法和 DEA 效率方法测算的相同决策单元在相同年份的效率结果值差异很大，例如澳大利亚在 2009 年的 DEA 效率值只有 0.78，而使用 SFA 模型测算的效率值却高达 1，我们只能说在 SFA 效率方法下澳大利亚医疗保障制度是有效的。此外，还有匈牙利、韩国、葡萄牙、瑞典和瑞士这 5 个国家从 1996 年到 2009 年的 DEA 效率值都是 1，表明其在生产前沿面上，医疗保障制度是有效的，但是使用 SFA 效率方法计算后，其效率值都低于 1。匈牙利的 DEA 效率值排名是第 1 位，而匈牙利在 1996～2009 年期间的 SFA 效率值最高只有 0.93，最低 SFA 效率值为 0.92，SFA 效率值排名是倒数第 2 位，SFA 效率值结果表明匈牙利的医疗保障制度是非有效的。这就说明 DEA 效率方法和 SFA 效率方法得出的 25 个 OECD 国家的医疗保障制度效率是不同的。作为两种不同的效率研究方法，DEA 方法作用非参数效率研究方法，数据之间不需要具备生产关系就可以进行测算，而 SFA 方法则要求数据之间具有一个具体的生产函数关系才可以进行测算，两者之间的差异在前人的研究结果中也存在，因此我们认为其测算结果的差异是由于其原理不同所造成的。

第三，商业医疗保险能够促进医疗保障制度效率的提高。

我们在第 4 章和第 5 章分别以 DEA 效率值和 SFA 效率值为解释变量建立面板模型进行回归分析发现，商业医疗保险参保率对 DEA 效率的回归系数是 0.12，p 值是 0.0037，小于 0.05；对 SFA 效率的回归系数是 0.014，p 值是 0.0293，也小于 0.05。这说明商业医疗保险参保率无论是对医疗保障制度的 DEA 效率还是 SFA 效率都有一定的促进作用。我们认为商业医疗保险作为市场配置医疗保障产品的方式，能够对基本医疗保障起到积极作用,发挥自身及时捕捉市场需求信息、开发产品、控制成本、专业的风险管理技术和精算技术及管理模式等诸多方面的优势来满足各类客户的不同医疗需求,同时能够加强医疗保障服务供给者之间的相互竞争,促使改善医疗保障制度管理机制,控制并节约成本,通过提高服务质量来吸引更多的客户,最终能够促进整个医疗保障制度效率的提高,使得人们保持良好的健康水平。

第四,根据国情来选择合适的医疗保障制度模式。

鉴于当前我国医疗保障制度碎片化、管理分散化等特点,目前很难测算我国以三大医疗保险制度为主的医疗保障制度的效率,但是我国同样面临医疗卫生费用上涨过快、老百姓看病难看病贵、医疗服务市场失灵等其他国家面临的共性问题,所以我们在第 3、4、5 章对 OECD 国家医疗保障制度的定性分析和定量分析得到的结果对提高我国医疗保障制度的效率和未来进行医改具有一定的借鉴意义,比如支持商业医疗保险的发展能够促进医疗保障制度效率的提高,要加强医疗服务市场的监管等经验都值得我们参考和借鉴。但是对于医疗保障制度的模式的选择,我们要认识到没有一种医疗保障制度的效率在所有国家都是始终有效的,不能脱离了具体国家的经济、社会、人文背景照搬其他国家的医疗保障制度,要通过正视我国城乡二元化经济结构的大环境、居民贫富差距、医疗需求、医患矛盾、医疗资源配置等的实际情况来完善我国医疗保障制度,提高其经济效率,使有效的医疗卫生资源实现最优配置,充分发挥其经济效率,为居民健康提高更好的保障。

7.2　本书的不足之处及未来研究方向

本书对医疗保障制度效率问题进行了研究分析,在理论分析和实证研究的基础上得到了一些有实际意义的结论,但是对 DEA 非参数效率方法和 SFA 参数效率方法测算结果的差异却无法进一步解释,这两种研究方法都有其理论基础且假设条件不同,均被广泛用于经济学研究，当然也包括卫生经济学效率研究之中，但是两者到底孰优孰劣没有定论，尤其是针对我们研究的医疗保障制度效率问题到底哪种方法得出的结论更可靠恐怕要与各国的医疗保障制度实际运行情况进行比对，这就带来一个新的问题，部分国家的 DEA 效率结果与本国的医疗保障制度实际情况更接近，另外一些国家则是与 SFA 效率结果更接近。所以还有待今后进一步的深入研究。

研究国外的医疗保障制度效率问题，其最终的目的是为了给我国医疗保障制度的完善和改革提供可参考的理论基础和实践经验。但由于我国目前按照地区不同、职业不同实施城镇职工医疗保险制度、城镇居民医疗保险制度和新型农村合作医疗制度，这三大基本医疗保险制度采取分头管理、分散运作，在我国推进城镇化进程中又难免有交叉重合，所以出现了一人多头参保等现象，再加上数据统计误差、数据时间较短以及制度变革等因素使得我们难以测算当前我国医疗保障制度的效率问题，但这将是未来一个非常值得长期深入研究的课题。

参考文献

[1]Ram, Rati & Schultz, Theodore W. Life Span, Health, Savings, and Productivity. Economic Development and Cultural Change, University of Chicago Press, 1979, vol. 27(3): 399-421.

[2]Grossman Michael. On the Concept of Health Capital and the Demand for Health. Journal of political Economy, 1972, Vol.80(2): 233-255.

[3]Franks, Carolyn, Clancy, et al. Health Insurance and Mortality: Evidence from a Naitonal Cohort. the Journal of the American Medical Association, 1993(270): 737-741.

[4]Zon A V, Muysken J. Health and Endogenous Growth. Journal of Health Economics, 2001(20): 169-185.

[5] Bhargava, Alok & Jamison, Dean T. & Lau, et al. Modeling the Effects of Health on Economic Growth. Journal of Health Economics, 2001(20): 423-440.

[6]Danies N, Bryant J, Castano R.A. et al. Benchmarks of Fairness for Healthcare Reform : a Policy Tool for Developing Countries. Bulletin of the World Health Organization, 2000, 78(6): 740-750.

[7]Guy Carrin, Chris James.Social health insurance: Key factors affecting the transition towards universal coverage. International Social Security Review, 2005, Vol. 58 (1): 45-64.

[8]Karen Davis. Health Insurance coverage for Americans. The commonwealth Fund 1997 Annual Report, 1997: 3-6.

[9]Karen Davis. Consumer-directed Health Care: A Panacea or the Wrong Prescription?. the Physician Executive, 2006, Vol.32(5): 12-16.

[10]George A. Akerlof. The Market for "Lemons": Quality Uncertainty and the Market Mechanism. the Quarterly Journal of Economics, 1970, 8: 488-500.

[11]Rothschild and Stiglitz. Equilibrium in Competitive Insurance Markets : An Essay on the Economics of Imperfect Information. Quarterly Journal of Economics, 1976, vol. 90(4): 629-650.

[12]Neudeck &Podczeck . Adverse Selection and Regulation in Health Insurance Markets. Journal of Health Economics, 1996, 15(4): 387-408.

[13]Arrow Kenneth J., Robert C. Lind. Uncertainty and the Evaluation of Public Investment Decisions. The American Economic Review, 1970, Vol.60(2): 364-378.

[14]Feldstein.The Welfare Loss of Excess Health Insurance .Journal of Political Economy, 1973, Vol.81(2): 251-280.

[15]Paul A. Samuelson.The Pure Theory of Public Expenditure. the Review of Economics and Statistics, 1954, Vol.36(4): 387-389.

[16]Keimei Laizuka. Public Goods and Decentralization of Production.the Review of Economics and Statistics, 1965, Vol. 47(1): 118-120.

[17]Aigner D., Lovell C. A., Peter Schmidt.Formulation and Estimation of Stochastic Frontier Production Function Models. Journal of Econometrics, 1977, Vol.6(6): 21-37.

[18]Khandker R. K., McCormack L. A. Medicare Spending by Beneficiaries with Various Types of Supplemental Insurance.Medical Care Research and Review, 1999, Vol.56(2): 137-155.

[19]Cutler, David M.The Changing Hospital Industry: Comparing For-Profit and Not-for-Profit Institutions. University of Chicago Press, 2000(1): 170.

[20]Casasnovas G. L., Font J. C., Planas I.Diversity and Regional Inequalities in the Spanish System of Health Care Services. Health Economics, 2005(9): 221-235.

[21]Sennett, Starkey. Measuring and Improving Efficiency in Health Care. Report from an ABIM Foundation/IOM Meeting, 2006(6).

[22]Medpac. Promoting Greater Efficiency in Medicare. Report to the Congress, 2007(6).

[23]Isabelle Joumard, Christophe André, Chantal Nicq.Health Care Systems: Efficiency and Institutions. OECD Economics Department Working Papers, 2010(5).

[24]David B. Evans, Ajay Tandon, Christopher J. L. Murray, el.at. The Comparative Efficiency of National Health Systems in Producing Health: an Analysis of 191 Countries. Geneva: World Health Organization, 2000(1).

[25]William Greene. Distinguishing between heterogeneity and inefficiency: stochastic frontier analysis of the World Health Organization's panel data on national health care systems. Health Economics, 2004, Vol.13(10): 959-980.

[26]Kotzian P. Productive Efficiency and Heterogeneity of Health Care Systems: Results of a Measurement for OECD Countries. The Open Economics Journal, 2009(2): 20-30.

[27]Bates Laurie J., Mukherjee Kankana , Santerre Recfod E. Medical Insurance Coverage and Health Production Efficiency. Journal of Risk and Insurance, 2009(3): 211-229.

[28]PH de Cos, E. Moral-Benito, B. de España. Determinants of Health-system Efficiency: Evidence from OECD Conutries. http: //www.moralbenito.com/papers/health.pdf, 2012.

[29]Meeusen Wim, Julien Van Den Broeck.Efficiency Estimation from Cobb-Douglas Production Function with Composed Error. International Economic Review, 1977(6): 435-444.

[30]Forsund F. R., lovell C. A., Schmidt P. A Survey of Frontier Production Functions and of Their Relationship to Efficiency Measurement. Journal of Econometrics, 1980(5): 5-25.

[31]WHO. The World Health Report 2000—Health Systems : Improving Performance. Geneva, Switzerland: World Health Organization，2000.

[32]WHO.The World Health Report 2010—Health Systems Financing: The Path to Universal Coverage.Geneva: WHO, 2010.

[33]WHO. World Health Statistics 2012.Geneva: Switzerland, 2012.

[34]OECD.Health at a Glance 2011 OECD Indicators, 2011.

[35]Thomson Sarah, Robin Osborn, David Squires, et al. International Profiles of Health Care Systems 2011. New York: The Commonwealth Fund, 2011.

[36]OECD Health Data. http: //www.oecd.org/statistics/.

[37]Health Systems in Transition in Australia 2006. http://www.euro. who.int.

[38]Databank of the World Bank Group. http: //databank.worldbank.org/ ddp/home.do?Step=12&id=4&CNO=2

[39]Health Systems in Transition in Canada 2005. http://www.euro. who.int.

[40]Health Systems in Transition in England 2012. http://www.euro. who.int.

[41]Health Systems in Transition in Sweden 2012. http://www.euro. who.int.

[42]Health Systems in Transition in Canada 2004. http://www.euro. who.int.

[43]Health Systems in Transition in Japan 2009. http: //www.euro.who.int.

[44]Ikegami N., Yoo B. K., Hashimoto H., et al.Japanese Universal Health Coverage: Evolution, Achievements, and Challenges. The Lancet, 2011, 378(9796): 1106-1115.

[45] Leibowitz A. A. The Demand for Health and Health Concerns after 30 years. Journal of Health Economics, 2004, 23(4): 663-671.

[46]亚当·斯密著. 国富论. 唐日松等，译. 北京：华夏出版社，2009.

[47]西奥多·W. 舒尔茨著. 人力投资——人口质量经济学. 贾湛，施

炜等，译. 北京：华夏出版社，1990：10.

[48]萨缪尔森，威廉·诺德豪斯著. 经济学. 第16版. 萧琛等，译. 北京：华夏出版社，2001：290~295.

[49]陶阳，刘子操编著. 健康保险. 北京:中国金融出版社，2001：271~272.

[50]阿瑟·奥肯著. 平等与效率——重大的权衡. 王忠民，黄清，译. 成都：四川人民出版社，1988：21.

[51]赵忠，侯振刚. 我国城镇居民的健康需求与Grossman模型——来自截面数据的证据. 经济研究，2005（10）：79~90.

[52]罗楚亮. 城镇居民健康差异与医疗支出行为. 财经科学，2008（10）：63~75.

[53]罗凯. 健康人力资本与经济增长：中国分省数据证据. 经济科学，2006（4）：83~193.

[54]谢垩. 健康对劳动力退出的影响. 世界经济文汇，2011（1）：109~120.

[55]刘远立，费朝晖. 论卫生保健的公平与效率. 医学与社会，1998（6）：1~6.

[56]郭永松. 论卫生保健的社会公平性. 中国卫生事业管理，2001（1）：6~11.

[57]龚幼龙，陈家应，亨利·卢卡斯等. 企、事业职工家庭卫生服务公平性研究. 中国卫生资源，2001（7）：163~165.

[58]吴成丕. 中国医疗保险制度改革中的公平性研究. 经济研究，2003（6）：54~63.

[59]丁继红，朱铭来. 试论我国医疗保险制度改革与医疗费用增长的有效控制. 南开经济研究，2004（4）：96~99.

[60]杨红燕. 我国城乡居民健康水平研究. 财经科学，2007（3）：69~75.

[61]王志锋，张天. 中国医疗卫生服务均等化的地区比较及体制改革研究. 经济社会体制比较，2009（6）：68~75.

[62]谢垩. 与收入相关的健康及医疗服务利用不平等研究. 经济研究，2009（2）：92~105.

[63]袁兆康，韩冰，廖小兵等．新农合对健康产出公平性影响的四年连续追踪调查．中国卫生事业管理，2010（6）：402~404.

[64]谢垩．中国地区间健康差异的因素分解．山西财经大学学报，2011（8）：11~24.

[65]范涛，曹乾，蒋露露等．新型农村合作医疗对农民健康自评的影响．上海交通大学学报（医学版），2011（12）：1764~1766.

[66]谢垩．中国居民慢性病的经济影响．世界经济文汇，2011（3）：74~86.

[67]胡宏伟，刘国恩．城镇居民医疗保险对国民健康的影响效应与机制．南方经济，2012（10）：186~199.

[68]李亚青．城镇职工基本医疗保险分散大病风险研究——基于广东典型地区的分析．人口与发展，2014（1）：33~41.

[69]瞿婷婷，申曙光．参保机会、保障水平与医疗服务利用均等化——基于广东省A市的地区差异分析．财经研究，2013（7）：96~109.

[70]果佳，唐任伍．均等化、逆向分配与"福利地区"社会保障的省际差异．改革，2013（1）：141~148.

[71]邹文杰．医疗卫生服务均等化的减贫效应及门槛特征——基于空间异质性的分析．经济学家，2014（8）：61~67.

[72]国锋，孙林岩．医疗保险中的逆选择问题研究．上海经济研究，2003（11）：66~70.

[73]李敏敏，蒋远胜．新型农村合作医疗的逆向选择问题验证——基于四川样本的实证分析．人口与经济，2010（1）：56~67.

[74]王锦锦，李珍．社会医疗保险中的道德风险及其制度消解．河南社会科学，2007（1）：68~72.

[75]祝向军，金兆新．不对称信息与医疗保险有效供给的经济分析．保险研究，2002（9）：31~33.

[76]李文中．我国健康保障制度的公平与效率研究．首都经济贸易大学，2011.

[77]郑伟，章春燕．中国新型农村合作医疗的效率评价：2005~2008．北大中国保险与社会保障研究中心编．保险、金融与经济周期——

北大赛瑟（CCISSR）论坛文集·2010. 北京：北京大学出版社，
2010：84~109.

[78]刘波. 中国新型农村合作医疗公平性与效率性研究——以辽宁为
例. 东北财经大学，2011.

[79]林江，蒋涌. 新医改中的公共医疗支出效率探讨. 现代财经，2009
（11）：19~23.

[80]闫威，胡亭. 我国社会保障公共服务效率评价研究——基于数据包
络分析方法. 华东经济管理，2009（8）：47~51.

[81]刘晶. 基于制度效率的黑龙江农村社会保障制度研究. 东北林业
大学，2010.

[82]陶春海. 我国卫生总费用的结构及流向对医疗服务效率的影响.
学术论丛，2009（12）：38~44.

[83]奎潮. 基于 malmquist 指数方法的中国基本医疗保险动态效率分
析. 金融经济，2008（9）：97~99.

[84]锁凌燕，完颜瑞云. 国际商业健康保险发展与医疗体系绩效研
究. 保险研究，2013（2）：61~68.

[85]宋占军，朱铭来. 我国医疗保障体系绩效及其影响因素：2007~2011.
江西财经大学学报，2014（5）：68~77.

[86]舍曼·富兰德，艾伦·C. 古德曼，迈伦·斯坦诺著. 卫生经济学.
第 6 版. 北京：中国人民大学出版社，2011：94.

[87]张晓峒著. 应用数量经济学. 北京：机械工业出版社，2009.

[88]吴联灿，申曙光. 新型农村合作医疗制度对农民健康影响的实证研
究. 保险研究，2010（6）：60~68.

[89]国家卫生部. 我国卫生事业发展统计公报. 2009~2011.

[90]顾昕. 中国商业健康保险的现状与发展战略. 保险研究，2009
（11）：26~33.

[91]顾昕. 走向全民医保——中国新医改的战略和战术. 北京：中国劳
动与社会保障出版社，2008.

[92]顾昕. 商业健康保险在全民医保中的定位. 经济社会体制比较，
2009（6）：52~59.

[93]顾昕. 全民医保的新探索. 北京：社会科学文献出版社，2010.

[94]丁纯. 德国医疗保障制度：现状、问题与改革. 欧洲研究，2007（6）：106~119.

[95]丁继红，朱铭来. 试论我国医疗保险制度改革与医疗费用增长的有效控制. 南开经济研究，2004（4）：96~99.

[96]高连克，杨淑琴. 英国医疗保障制度变迁及其启示. 北方论丛，2005（4）：110~113.

[97]高连克. 德国医疗保障制度变迁及其启示. 社会科学辑刊，2005（6）：58~62.

[98]邵全权，陈佳. 我国社会保险和商业保险的竞争与合作——从医疗保障制度改革视角的研究. 上海经济研究，2009（3）：11~19.

[99]孙祁祥，郑伟等. 商业健康保险与中国医改——理论探讨、国际借鉴与战略构想. 北京：经济科学出版社，2010.

[100]锁凌燕，孙祁祥. 英美医疗保险体系比较研究及对中国的启示. 保险研究，2007（7）：87~91.

[101]杨生斌，庹国柱，王国军. 医疗保险模式的国际比较. 中国保险管理干部学院学报，1997（2）：50~52.

[102]朱铭来，奎潮. 效率视角下基本医疗保障和商业健康保险的关系定位. 中国医疗保险，2011（7）：66~67.

[103]都加强. 论商业医疗保险与社会医疗保险的有效衔接. 保险研究，2000（10）：21~22.

[104]朱铭来，奎潮. 论商业健康保险在新医疗保障体系中的地位. 保险研究，2009（1）：70~76.

[105]朱铭来，奎潮. 论新时期我国商业健康保险的发展. 中国保险，2010（5）：8~11.

[106]严宏，吴丹，金辉. 浅议商业医疗保险与社会医疗保险的结合. 保险职业学院学报，2005（2）：21~23.

[107]胡庆慧，陈新中. 对居民基本医疗保险筹资标准问题的思考. 卫生经济研究，2011（1）：42~45.

[108]王云竹. 中国基本医疗保障制度研究. 西南财经大学，2007.

[109]贾洪波. 城镇居民基本医疗保险适度缴费率分析. 财经科学, 2009（11）：92~101.

[110]林枫. 城镇居民基本医疗保险筹资标准测算. 中国社会保障, 2007（2）：44~45.

[111]徐宁. 统筹城乡医疗保障研究——以镇江、昆山为例. 武汉大学, 2010.

[112]顾昕, 方黎明. 公共财政体系与农村新型合作医疗筹资水平研究——促进公共服务横向均等化的制度思考. 财经研究, 2006（11）：37~46.

[113]仇雨临. 基本医疗保险应正视人口老龄化. 中国社会保障, 2005（1）：27~28.

[114]黄占辉, 王汉亮主编. 健康保险学. 北京：北京大学出版社, 2006.

[115]荏苒, 黄志强等著. 中国医疗保障制度发展框架与策略. 北京：经济科学出版社, 2009.

[116]宋晓梧. 建国60年我国医疗保障体系的回顾与展望. 中国卫生政策研究, 2009（10）：6~14.

后　记

本书是在我博士学位论文的基础上经过修改完善完成的。

感谢我的导师朱铭来教授多年来对我的谆谆教诲和耐心指导！在选题、构架、写作等各个方面，我得到了朱老师的悉心指导。导师敏锐的思维、渊博的学识、严谨的治学态度，给了我很大的启迪。除了传授专业知识，导师亲切、幽默、乐观的人生态度，谦和平等的待人之道也让我受益很多。此外，导师与师母还在生活上给予我亲人般的关怀和帮助。导师儒雅的气质、丰富的学识、宽厚的待人处事之道将使我终身受益。

感谢南开大学经济学院的范小云教授、张连增教授、王志军老师、陈伊维老师、江森老师，他们在学习和生活上给予了我许多细致的指导和帮助。经济学院金融系和保险学系的各位老师更是在日常生活、学习和工作中给予了我无私的帮助和关心。借此机会向所有指导和帮助过我的老师、同学们致以最真诚的谢意。

感谢南开大学滨海学院金融系的赵智文主任、薄滂沱主任和王晓岚副主任，他们对青年教师的理解、支持和帮助使我作为其中的一员备感骄傲。感谢南开大学出版社的王冰老师，以及其他诸位在此书出版过程中做了大量工作的同志们。正是他们的支持和帮助，本书才得以如此高质量地呈现给大家。

我将最深挚的感谢献给我亲爱的妈妈和爸爸，父母一直默默地支持和鼓励我，总是不求回报地为我付出所有，在任何时候做我最坚强的后盾和最温暖的港湾，让我安心读书和工作，谢谢爸爸妈妈！

212

最后，在本书中引用了许多国内外数据和资料，借鉴了一些观点，谨在此对原作者们表示深深的谢意。

李新平

2015 年 2 月于天津

南开大学出版社网址：http://www.nkup.com.cn

投稿电话及邮箱：　022-23504636　　QQ：1760493289
　　　　　　　　　　　　　　　　　　QQ：2046170045(对外合作)
邮购部：　　　　　022-23507092
发行部：　　　　　022-23508339　　Fax：022-23508542

南开教育云：http://www.nkcloud.org

App：南开书店 app

　　　南开教育云由南开大学出版社、国家数字出版基地、天津市多
媒体教育技术研究会共同开发，主要包括数字出版、数字书店、数
字图书馆、数字课堂及数字虚拟校园等内容平台。数字书店提供图
书、电子音像产品的在线销售；虚拟校园提供 360 校园实景；数字
课堂提供网络多媒体课程及课件、远程双向互动教室和网络会议系
统。在线购书可免费使用学习平台，视频教室等扩展功能。